DE
L'HYDROTHÉRAPIE

ET DE SON APPLICATION

AU TRAITEMENT

DE QUELQUES AFFECTIONS CHRONIQUES.

** DE

L'HYDROTHÉRAPIE

ET DE SON APPLICATION

AU TRAITEMENT

DE QUELQUES AFFECTIONS CHRONIQUES.

DE
L'HYDROTHÉRAPIE

ET DE SON APPLICATION

AU TRAITEMENT

DE

QUELQUES AFFECTIONS CHRONIQUES;

PAR LE Dr LUBANSKI,

Directeur de l'Institut hydrothérapique de Pont-à-Mousson (Meurthe) ; ex-Rédacteur
en chef des Annales d'obstétrique des maladies des femmes et des enfants;
Lauréat de l'Académie royale de Médecine de Paris ; Membre de la
Société médico-chirurgicale de Montpellier, de l'Académie
royale des Sciences, Lettres et Arts de Nancy, de la
Société médicale d'émulation de Paris, &c.

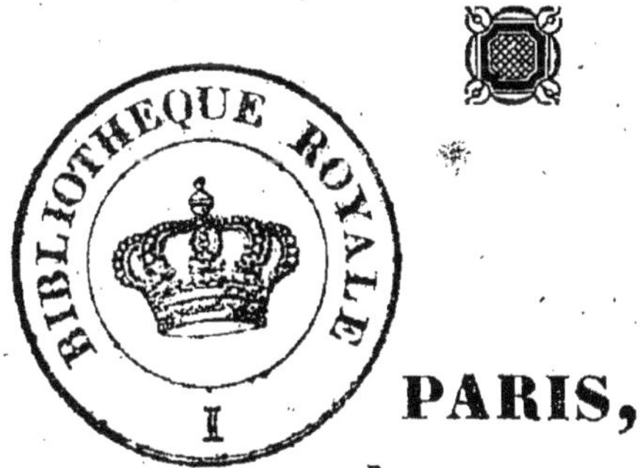

PARIS,

GERMÈRE-BAILLIÈRE,

Rue de l'École-de-Médecine, 17.

MONTPELLIER,
Chez SEVALLE, Libraire.

LEIPZIG,
Chez BROCKHAUS.

1845.

PONT-A-MOUSSON, IMPRIMERIE DE SIMON.

En publiant ce Mémoire, qui a eu l'honneur de mériter l'approbation de l'Académie royale de Nancy, j'ai pour but d'attirer l'attention du public médical sur une méthode thérapeutique inconnue à un grand nombre de médecins, injustement rejetée par un grand nombre d'autres. Ce n'est point un traité complet de l'Hydrothérapie, pas plus qu'une collection de faits hétérogènes, que j'offre au jugement de mes confrères. Si je ne m'abuse, le temps n'est pas encore venu d'écrire sur la médecine hydriatrique des traités *ex professo*; elle commence à peine à prendre une tournure scientifique : c'est tout au plus si elle est débarrassée de ces allures équivoques avec lesquelles elle a fait son entrée dans le monde. Le plus grand nombre d'écrits qui ont été publiés jusqu'à présent concernant l'Hydrothérapie offrent très-peu d'éléments à la construction d'un édifice tant soit peu convenable; ils portent le plus souvent un cachet d'exagération dont on est forcé de se défier; souvent aussi, ils ont été fabriqués par des spéculateurs ignorants, se copiant les uns les autres, dans le but de tromper le public par leurs promesses mensongères. Les ouvrages sérieux sont peu nombreux, et ils ne sont que des aperçus généraux, que des fondements devant servir de base à des travaux ultérieurs. Pour ce qui concerne les faits, le nombre de ceux qui réunissent les conditions indispensables à de bonnes observations est encore restreint; ceux qui me sont propres, sont de trop fraîche date pour avoir l'importance qu'ils pourront acquérir par la suite, j'attends pour les publier que le temps les sanctionne et que leur nombre augmente; je les ferai connaître en temps et lieu avec tous les détails nécessaires, en inscrivant avec une scrupuleuse exactitude les revers à côté des succès. Je ne m'occupe pour le moment que du résultat de quelques recherches que j'ai faites sur l'action des moyens hydrothérapiques. On rencontrera dans les pages qui vont suivre beaucoup de lacunes, il m'aurait été très-facile de les combler, mais j'ai pensé qu'on me saurait gré d'avoir été bref et sincère. J'insiste, dans ce Mémoire, sur l'usage de l'eau à l'intérieur et sur son action sur le sang, et ne fais que passer en revue les moyens hydrothérapiques externes ; je m'arrête un peu plus longtemps sur les uns, je ne fais que mentionner les autres, leur description n'offrant rien de particulier.

Je dis de l'Hydrothérapie tout ce que je suis en droit d'en penser. J'ai fait et je ferai mon possible pour lui faire prendre le rang qu'elle doit occuper dans la science. Comme tant d'autres, j'ai d'abord été incrédule, quelques cas heureux dont j'ai été témoin m'ont engagé à en essayer ; mes premières tentatives ont été de nature à m'inspirer le désir d'étudier de plus près cette méthode de traitement ; j'ai bientôt acquis la certitude qu'elle était loin de mériter la défiance avec laquelle on l'avait d'abord accueillie. Fort de ma conviction, j'ai bravé le préjugé, j'ai abandonné à Paris une position modeste mais suffisant à mon ambition ; placé aujourd'hui à la tête d'un vaste Établissement hydrothérapique, je tiens avant tout à l'honneur d'être médecin. Les intérêts de l'humanité et de la science marcheront toujours chez moi avant tous les autres, et on verra dans cet écrit que loin de vouloir ériger l'Hydrothérapie en panacée universelle, je ne la crois applicable qu'à un certain nombre de cas ; que je ne la crois pas appelée à remplacer l'usage des autres moyens thérapeutiques ; j'ai, au contraire, la conviction qu'elle leur est quelquefois inférieure, et que d'autres fois elle ne fait qu'aider leur action. Les observations que je ferai connaître par la suite prouveront la vérité de ce que j'avance, et serviront de développement aux assertions générales que j'émets dans la publication actuelle.

Si elle réussit à attirer sur l'Hydrothérapie l'attention de mes confrères, je suis certain que je leur aurai rendu un service réel. Je leur demanderai en échange de m'aider dans l'accomplissement de mon œuvre : j'accepterai avec reconnaissance les observations et les conseils qu'ils pourront me communiquer.

PREMIÈRE PARTIE.

PROCÉDÉS HYDRIATRIQUES ; LEUR MODE D'ACTION.

I. On se figure en général que l'Hydrothérapie consiste dans l'emploi de l'eau *intus* et *extra*. Boire de l'eau, se baigner dans l'eau, s'envelopper de linge mouillé, voilà, selon quelques personnes, tout le secret de cette fameuse méthode inventée par un paysan, et exploitée par quelques médecins éhontés qui ne rougissent pas de l'abaissement dans lequel ils font tomber leur noble profession. A dire vrai, les gens qui raisonnent ainsi sont, jusqu'à un certain point, excusables, et leur tort n'est pas aussi grand qu'il le paraît au premier abord. Lorsqu'on n'a pas étudié une chose, on est forcé de la juger sur son nom ; or, tout le monde sait que le mot *hydrothérapie* dans son acception rigoureuse veut dire traitement par l'eau ; faire de l'hydrothérapie, c'est donc traiter ses malades avec de l'eau, c'est marcher sur les traces du confrère dont le type nous a été laissé par l'auteur de Gil Blas. De là au ridicule il n'y a qu'un pas ; ce pas a été franchi, et c'est peut-être une des circonstances qui ont retardé les progrès de l'Hydrothérapie en France. Convenons d'ailleurs qu'on a été

1

bien excusable de se défier pendant quelque temps d'un moyen que l'on proclamait infaillible contre tous les maux qui affligent l'espèce humaine. Témoin cette multitude de livres et de brochures que vous connaissez, et dans lesquels vous apprendrez des choses bien extraordinaires. Donnez-vous la peine d'y jeter un coup-d'œil, vous verrez des merveilles; on vous fera connaître que l'eau est répandue sur toute la surface du Globe; certes, vous ne vous en seriez pas doutés; vous ne saviez pas non plus qu'elle humecte la terre, qu'elle est nécessaire à la végétation, qu'elle fait tourner les moulins et marcher les navires. Tout cela est vrai cependant; je suis en mesure de vous le certifier, moi qui ai eu la patience de lire toute cette collection d'écrits dont nous ont gratifiés les prétendus élèves de Priesnitz, les honorables membres des sociétés médicales hydropathiques de Vienne et de Berlin (sociétés qui n'ont jamais existé); ou si vous ne me croyez pas sur parole, feuilletez vous-mêmes les ouvrages en question, vous y trouverez un catalogue complet de toutes les maladies, et pas une n'a résisté, pas une, remarquez-le bien, depuis *la paralysie jusqu'au mal de dents*. Ayant ainsi débuté, l'hydrothérapie, l'hydropathie, l'hydro-sudopathie, l'hydrothérapeutique, etc., etc., étaient destinées à mourir peu de temps après leur naissance, ce qui serait arrivé sans le secours d'un homme auquel cette nouvelle méthode doit beaucoup de reconnaissance. Vous connaissez l'ouvrage de M. Scoutetten, vous y avez trouvé des choses dignes de votre attention, et vous y avez remarqué un cachet de science et de conscience qui a dû ébranler votre incrédulité. J'espère que vous ne vous êtes pas bornés à lire le titre du livre en question, et que vous savez que ce qu'on appelle l'Hydrothérapie est une méthode qui réunit les moyens hygiéniques les plus puissants; elle emploie l'air et l'eau, le régime et l'exercice; elle est, en un mot, une méthode complexe, très-variée dans ses applications comme dans ses résultats. Considérée sous ce point de vue, elle mériterait une autre dénomination, je n'ai pas la prétention de l'inventer, et je me servirai du mot *hydrothérapie ;* c'est le moins défectueux de tous ceux que l'on a imaginés.

II. L'Hydrothérapie est donc le traitement des maladies par l'eau, l'air, l'exercice et le régime. Mon but n'étant pas, pour le moment, de faire un traité complet de la médecine hydriatrique, je ne m'occuperai point des effets que peuvent produire l'air, l'exercice et le régime. Je n'aurai donc à examiner dans ce chapitre que les différentes applications d'eau à l'intérieur et à l'extérieur, et à étudier leur action physiologique.

III. Pour avoir sur cette action physiologique des notions bien précises, j'ai fait un grand nombre d'observations soit sur moimême, soit sur les malades que j'ai traités. Dans chaque observation je tenais compte de l'état de toutes les fonctions. Ainsi je notais exactement le degré de chaleur, le nombre de pulsations, le nombre de respirations, avant, pendant et après chaque expérience ; je portais également mon attention sur le sentiment de force ou de faiblesse de chaque individu, et sur l'état des diverses excrétions. Quoi qu'il en soit, je ne puis pas regarder les résultats auxquels je suis arrivé comme tout à fait définitifs. Ce que je publie dans ce moment n'est que le commencement de ce qui sera fait par la suite. Je m'étonne qu'on n'ait pas songé jusqu'à présent à étudier l'action de l'eau sous ses diverses formes de la façon que j'indique, je suis certain qu'on serait arrivé de cette manière à établir des indications plus positives et qu'on aurait imprimé à l'hydrothérapie une marche bien différente de celle qu'elle a suivie pendant si longtemps. Comment ose-t-on en effet mettre en usage des moyens aussi énergiques que ceux qui entrent dans

la médication hydriatrique sans connaître leur action immédiate
à l'état normal. Sans cette étude préliminaire, l'emploi de ces
moyens devient essentiellement routinier et hasardeux, et on n'est
pas en état de profiter de succès qu'on aurait pu obtenir d'une
manière fortuite. Puisse mon exemple encourager les confrères
qui s'occupent de l'hydrothérapie, et les engager à étudier d'une
manière sérieuse l'action d'un agent dont la puissance méconnue
pendant longtemps, est, je ne puis pas en douter, destinée à
rendre de grands services à l'humanité !

IV. Les procédés hydriatriques peuvent être divisés en deux
catégories : dans la première se rangent les moyens externes ; dans
la seconde doit être classé l'emploi de l'eau à l'intérieur. Parmi
les moyens externes on peut placer les bains généraux et les bains
partiels, les douches de différentes espèces, les fomentations, les
lotions, les immersions, les gargarismes, et les diverses injections.
Je range cette dernière manière d'administrer l'eau au nombre
des moyens externes, parce que ce liquide n'est alors que peu ou
point absorbé, et il n'agit réellement que par son contact avec les
surfaces sur lesquelles il est appliqué.

V. Avant de décrire les divers moyens hydriatriques que je
viens d'énumérer, je dois dire un mot sur le procédé sudorifère
auquel dans la méthode hydrothérapique on a recours très-fréquemment. Si l'hydrothérapie n'est pas une chose nouvelle, on
ne peut nier que les sudations par enveloppement ne soient de
l'invention de Priesnitz. Cette manière de provoquer la transpiration a une grande supériorité sur les procédés ordinaires, et son
utilité est hors de toute objection.

La Sudation.

VI. C'est le nom du procédé qui a pour but de provoquer la transpiration. Pour y parvenir, le moyen dont on se sert en hydrothérapie diffère de tous les agents sudorifères employés en médecine. Tout le secret consiste à augmenter pendant un temps donné l'activité de la peau, sans avoir recours à aucun excitant étranger et en laissant en repos toutes les fonctions de l'organisme. Pour y parvenir, voici comment on procède : le malade complètement nu, ou bien recouvert d'une chemise de laine, est placé sur un lit que l'on a préparé à cet effet. Ce lit de sudation est un lit ordinaire, ou, ce qui vaut mieux, un lit de sangle sur lequel se trouve étendu un matelas; sur ce matelas on pose une ou plusieurs couvertures de laine selon les circonstances de saison, de lieu, et selon les aptitudes individuelles. Le malade étendu sur la couverture en est enveloppé de manière à n'avoir de libre que la tête, ses jambes sont rapprochées l'une de l'autre, ses bras sont appliqués le long du corps. Les couvertures sont ensuite croisées les unes sur les autres, elles entourent exactement le corps, elles s'appliquent surtout autour du cou pour empêcher l'accès de l'air, et elles sont repliées sur les pieds, de façon à les couvrir plus que tout le reste du corps. On recouvre le malade d'un lit de plumes que l'on arrange de manière qu'il l'enveloppe exactement, et qu'il n'y ait point de vide nulle part. On place enfin sous sa tête un oreiller de crin ou un drap plié en plusieurs doubles, et on laisse dans cette position le patient pendant plus ou moins de temps, selon les effets que l'on veut obtenir.

VII. Ce genre d'emmaillottement est très-fréquemment mis en

usage pendant le traitement hydriatrique, et voici ce qu'on observe dans la plupart des cas. Ce que je vais dire ici est le résultat d'un grand nombre d'expériences faites avec beaucoup de soins. Toutefois, je dois faire observer, qu'il existe à cet égard beaucoup de variations, selon les individus et les maladies dont ils sont atteints, sans qu'on puisse précisément en indiquer la cause. J'ajoute en outre que mes observations ne portent que sur les affections chroniques ; tout ce que je dirai ne peut donc pas s'appliquer aux individus atteints de maladies aiguës.

VIII. Les premiers moments qui suivent l'emmaillottement présentent des phénomènes presque constants qui consistent dans la diminution du nombre de respirations, ainsi que dans la diminution de la fréquence du pouls. Le ralentissement de la circulation est surtout remarquable dans les emmaillottements qui se font dans l'après-midi et qui ont été précédés d'une promenade. La raison de cette différence est d'ailleurs facile à saisir.

Le pouls arrivé à l'état normal propre à chaque individu commence bientôt à devenir un peu fréquent à mesure que la chaleur augmente. Cependant je l'ai vu rarement dépasser 85 à 90 pulsations, quelquefois il n'atteint même pas ce chiffre. Mais il n'en est pas de même de sa force ; celle-ci est considérablement accrue, l'artère soulève facilement le doigt et se développe avec énergie.

IX. La respiration reste libre, c'est à peine si on peut compter le nombre d'inspirations, tant le jeu du poumon est facile. Je l'ai vue dans cet état chez plusieurs personnes atteintes de catharre des bronches, et ces malades m'affirmaient qu'ils respiraient plus facilement dans le maillot. J'en dirai autant de plusieurs femmes chlorotiques chez lesquelles la respiration était troublée pour le moindre motif. Mais il n'en a pas été de même chez une jeune malade affectée d'asthme nerveux datant de douze ans et présentant dans ses accès des phénomènes hystériformes. Chez cette malade, le maillot produisait des suffocations et l'on a été obligé d'y renoncer après quelques tentatives infructueuses.

X. Les fonctions digestives ne me paraissent pas être influencées par le procédé de la sudation. Il m'est arrivé d'observer des malades qui ont été mis dans le maillot une heure et demie et même plutôt que cela après le repas, et cependant je n'ai jamais remarqué de troubles dans leur digestion. Quelques personnes prétendent même que le maillot aide la digestion, à cause du repos dans lequel on place les malades; bien que l'accumulation de la chaleur organique sur la périphérie aux dépens de la chaleur des organes profonds me fasse croire le contraire.

XI. Le repos des mouvements organiques est tel, que presque tous les malades se sentent portés au sommeil. L'envie de dormir ne dépend pas ici de l'afflux du sang vers le cerveau; car chez ceux mêmes chez lesquels on prévient cette circonstance par l'application d'appareils réfrigérants sur la tête, elle ne manque pas de se manifester. On cherche à empêcher le sommeil en distrayant le malade, car on croit qu'il empêche la transpiration. Je ne crois pas qu'il en soit ainsi, il m'est arrivé en effet de voir des malades endormis ruisselant de sueur; cependant je suis d'avis qu'on les tienne éveillés, ils pourraient pendant le sommeil ne pas avertir à temps de l'arrivée des phénomènes congestifs du côté de la tête.

XII. La calorification est la fonction qui subit les changements les plus remarquables. La température du corps s'élève rapidement et je l'ai vu arriver de 36° centigrades à 40°, 42° et plus. L'accroissement de la température présente des phénomènes qui méritent d'être notés. Les observations que j'ai faites m'ont prouvé que les premiers moments de l'enveloppement n'influent que peu sur le développement de la chaleur; après un quart d'heure ou 20 minutes, le thermomètre monte à peine d'un degré; après 30 ou 40 minutes il s'élève proportionnellement beaucoup plus; après une heure, quelquefois plus, la chaleur a acquis son point le plus élevé; à partir de ce moment la transpiration commence à se manifester, (elle recouvre d'abord la poitrine, le ventre, puis elle s'étend aux membres et à la tête,) et la température du corps reste la même.

XIII. La facilité avec laquelle la transpiration se manifeste chez quelques individus est prodigieuse; d'autres fois au contraire après plusieurs heures d'enveloppement on ne l'a pas encore obtenue. J'ai cherché à apprécier les diverses circonstances qui influent sur cette différence dans le résultat, mais il m'a été impossible d'arriver à une conclusion bien précise. Tout ce que je puis dire, c'est qu'en général les individus qui commencent le traitement transpirent plus difficilement que ceux qui ont déjà subi cette opération un certain nombre de fois. J'ai trouvé aussi que dans les anciennes affections du tube digestif, là où la peau a cette teinte brune qui annonce que le foie participe à la maladie, la transpiration a beaucoup de peine à se faire. Le corps s'échauffe bien, il devient moite au bout d'un temps plus ou moins long, il est comme recouvert d'une viscosité huileuse, mais on n'y trouve point cette transpiration abondante qui perce les enveloppes et mouille le matelas sur lequel on est couché.

XIV. Il n'y a rien de plus variable d'ailleurs que l'abondance et la facilité de la transpiration chez le même individu. On observe à cet égard des différences considérables sans qu'on puisse savoir au juste à quoi les attribuer. J'ai remarqué des alternatives très-singulières chez un malade atteint d'une affection nerveuse intermittente qui présentait une alternative presque constante de bon et de mauvais jour. La transpiration, très-difficile et presque impossible à obtenir le jour de l'accès, se manifestait au contraire très-promptement les jours intermédiaires.

XV. Pour compléter ce que j'ai à dire sur le procédé sudorifère dont il s'agit, il faut ajouter que lorsque le corps est suffisamment échauffé, lorsqu'il commence à entrer en moiteur, on ouvre les croisées pour faire respirer au malade l'air pur et frais, et on commence en même temps à donner à boire de l'eau fraîche par petites quantités fréquemment renouvelées. L'ingestion de l'eau facilite singulièrement la transpiration, elle en augmente la quantité. Mais pour qu'elle fasse cet effet, il faut avoir soin de la donner à temps convenable et par petites doses ; faire boire trop tôt et trop à la fois c'est manquer son but. L'eau agit alors sur le système urinaire, et donne souvent des envies d'uriner qui forcent à faire cesser l'opération, si on n'a pas eu la précaution de placer un urinal entre les jambes et de l'y laisser pendant la durée de l'emmaillottement.

XVI. De tout ce qui précède il est permis de conclure que par le procédé sudorifère employé dans la méthode hydrothérapique on obtient des transpirations abondantes sans activer la circulation, sans accélérer la respiration, sans influer d'aucune manière sur les fonctions de la digestion, et en concentrant tout simplement la chaleur sur la périphérie, c'est-à-dire en n'agissant que sur la peau elle-même.

XVII. En est-il de même lorsqu'on emploie les moyens sudorifiques différents de celui qui nous occupe ? Il est évident que non. Je prends au hasard un traité de matière médicale et je l'ouvre à l'article des sudorifiques, voici ce que je trouve : « Parmi les substances qu'on administre pour provoquer la transpiration insensible et la sueur, il en est qui occasionnent plus particulièrement des nausées (ipécacuanha, tartrate antimonié de potasse, bulbe de scille, oxides d'antimoine hydrosulfureux, eau tiède), d'autres qui excitent la circulation d'une manière notable (sels ammoniacaux, huiles volatiles de la famille des labiées, des crucifères, des flosculeuses, des ombellifères, l'éther, l'opium, le vin, le camphre, etc.) » Plus loin il est dit : « L'action de ces différentes substances est loin d'être constante, on pourrait même dire que ce n'est qu'accidentellement qu'elles excitent l'exhalation cutanée, etc. » *Schwilgué, Traité de Mat. Méd. v. ii.)*

XVIII. Cependant le procédé que je viens de décrire n'est pas non plus dans tous les cas suivi d'un succès complet. Il y a des organisations tellement réfractaires, qu'il est impossible, quoi qu'on fasse, de les amener à une transpiration suffisante. J'ai vu quelques personnes chez lesquelles l'enveloppement dans la laine produisait une excitation insupportable ; j'en ai vu d'autres chez lesquelles le contact des couvertures était parfaitement bien supporté, mais la transpiration faisait défaut au bout de plusieurs heures d'attente inutile. Je ne suis pas en mesure d'indiquer la raison de toutes ces particularités, lesquelles, je me hâte de le dire, ne forment que de rares exceptions. J'ai lu dans plusieurs ouvrages qui traitent de l'Hydrothérapie, que dans les cas de cette nature l'enveloppement dans un drap mouillé, ou ce qu'on appelle la sudation par la voie humide, obviait à la difficulté ; j'ai souvent observé les effets de ce genre d'enveloppement, je l'ai moi-même conseillé sur la foi de ce que j'avais lu, et je n'ai jamais trouvé que le drap mouillé favorise la transpiration, tant que dure son application. Ce moyen peut, il est vrai, avoir une heureuse influence sur l'activité du système cutané, mais cette influence ne se remarque qu'au bout d'un certain temps; c'est-à-dire que chez les sujets qui transpirent difficilement, l'application du drap mouillé continuée pendant plusieurs jours peut être regardée comme un bon moyen préparatoire; car après ces enveloppements humides, l'emmaillottement sec agit plus promptement et plus facilement.

XIX. Pour ce qui concerne la quantité et la nature de la transpiration, je n'ai pas fait des recherches spéciales. J'ai vu les couvertures fortement trempées par la sueur, j'ai vu celle-ci mouiller le matelas, mais je ne l'ai jamais vu percer le lit et couler sur le plancher, comme l'annoncent certains auteurs. Je ne conteste point les faits, j'affirme seulement ne les avoir jamais observés chez les malades mêmes qui transpiraient abondamment et qui restaient plusieurs heures en sudation. La nature de la sueur me semble différer selon les individus ; je l'ai rencontrée quelquefois ayant une viscosité remarquable, elle ruisselait comme de l'eau ; son odeur était le plus souvent acide, d'autres fois fade comme celle du bouillon de veau, quelquefois enfin elle avait un caractère sulfureux très-prononcé. A ce propos je crois devoir faire remarquer que cette odeur se rencontrait même chez les individus qui affirmaient n'avoir jamais fait usage de préparations sulfureuses, et qu'elle manquait parfois chez ceux qui avaient subi le traitement par le soufre. Quelques individus qui avaient fait abus de mercuriaux ne m'ont rien présenté de particulier à cet égard. Il serait très-curieux de rechercher les rapports qui existent entre les différentes qualités de sueur et les états pathologiques des individus chez lesquels on les observe. Les observations de cette nature exigeront beaucoup de temps, d'attention, et surtout un esprit libre de toute prévention. Il est si facile de se laisser induire en erreur, lorsqu'on aborde un sujet avec des idées préconçues !

XX. Quant à la couleur de la transpiration, j'ai été assez malheureux pour n'y avoir jamais trouvé rien d'extraordinaire. J'ai bien vu sur les draps ou les couvertures des taches brunâtres ou jaunâtres, mais je ne suis pas assez convaincu qu'elles aient été dues à la sueur plutôt qu'à un défaut de propreté. J'ai vu une dame qui colorait toujours sa chemise en rouge à la région axillaire, et cela seulement d'un côté; je n'ai pas pu examiner l'aisselle, je ne puis donc pas affirmer s'il n'y avait pas quelques excoriations qui eussent pu rendre raison de cette particularité.

XXI. J'ai remarqué enfin que toutes les parties du corps transpirent généralement avec une égale facilité. Cependant il arrive quelquefois que certaines régions résistent plus que les autres. Sans savoir bien au juste à quoi attribuer ces différences, je puis dire que dans plusieurs cas d'affections des voies digestives, la peau du ventre transpirait avec beaucoup de difficulté.

Bains généraux.

XXII. Après les sudations on fait ordinairement prendre aux malades de grands bains dont la température varie de 20 à 10°. Pour se rendre au bain (que l'on prend soit dans une baignoire, soit, et ce qui vaut mieux, dans un bassin traversé par un filet d'eau courante), on se fait débarrasser de son maillot en ne conservant que la couverture qui est appliquée immédiatement sur le corps. Arrivé sur le bord du bassin, on jette cette couverture et on plonge rapidement tout le corps dans l'eau, ou bien si on n'a pas assez de courage ou de force physique pour exécuter cette immersion, on se mouille d'abord la tête et la poitrine, puis on descend dans le bain le plus promptement possible.

XXIII. Cette transition subite du chaud au froid, cette immersion du corps ruisselant de sueur dans un liquide dont la température est si basse, semble devoir être bien pénible, sans parler des dangers qu'elle paraît présenter. Or, il n'en est pas ainsi, et pour s'en convaincre, il suffit de voir un grand nombre de malades qui prennent leurs bains froids sans se plaindre ni éprouver le moindre sentiment désagréable. J'ai vu les femmes les plus délicates, qui tremblaient à l'idée d'eau froide, entrer dans leurs baignoires sans la moindre difficulté, lorsqu'elles y étaient habituées par quelques essais préalables dans lesquels on avait soin d'abaisser graduellement la température de l'eau. Pour ce qui concerne le danger d'un bain de cette nature, il suffit, je crois, de dire que j'ai vu, pour mon compte personnel, administrer plus de deux mille bains froids aux malades qu'on avait fait transpirer immédiatement avant l'immersion, et que je n'ai pas enregistré un seul accident. L'inocuité de cette transition si subite a beaucoup préoccupé les esprits. On a cherché à s'en rendre compte, et on le faisait de diverses manières. Quelques personnes croyaient pouvoir expliquer ce phénomène par la composition chimique de l'eau, et partaient de là pour faire des raisonnements à perte de vue. Si l'eau n'agissait que par sa température, disait-on, tout réfrigérant devrait, au même degré, avoir le même résultat ; cependant, si en sortant de la sudation, on s'expose brusquement à l'action d'air froid, on risque de se refroidir et on court de grands dangers. Cette différence ne peut donc dépendre que de la différence dans la composition de deux milieux. En raisonnant ainsi on éludait la difficulté

au lieu de la résoudre. Nous croyons qu'il est facile de comprendre
l'action de l'immersion dans l'eau sans le secours de la chimie.
Nous avons vu que dans l'acte de la sudation la température de la
peau est portée à un degré élevé, on la met ensuite et sans aucune
transition en contact avec un liquide dont la température est très-
basse, que se passe-t-il alors? Le corps froid enlève du calorique
à celui qui est chaud et les deux corps tendent à se mettre en
équilibre d'après la loi physique bien connue. Le corps de l'homme
perdra ainsi plusieurs degrés de chaleur qui serviront à élever la
température de l'eau; mais ce corps en possédait beaucoup, il peut
donc en céder beaucoup avant d'arriver à une température qui ne
serait pas compatible avec le libre exercice des fonctions. Il n'y a
pas ici refroidissement, c'est plutôt un rafraîchissement qui a lieu.
Trempez un morceau de fer rouge dans de l'eau froide, et retirez-le
au bout d'un temps convenable, le fer sera moins chaud qu'il n'a
été avant l'opération, mais il ne sera pas encore froid. Vous l'aurez
rafraîchi et non refroidi. Je suis bien loin de vouloir comparer le
corps d'un être vivant à un morceau de métal, mais j'avoue que
cette comparaison de la trempe du corps avec la trempe du fer
n'est pas aussi absurde qu'on voulait le faire croire; il se passe dans
les deux cas des phénomènes qui ont entre eux une certaine analogie. Mais tout cela ne nous dit pas encore pourquoi le bain d'eau
doit être préféré au bain d'air. Je vais essayer d'expliquer ma
pensée à cet égard. Lorsqu'on expose un malade à l'action d'un
bain froid après l'avoir fait transpirer, on a pour but d'exercer sur
la peau une action brusque mais égale sur tous les points de son
étendue. On cherche à chasser les liquides de tous les capillaires
de la périphérie, pour les voir y revenir avec une force nouvelle
sous l'influence de la réaction. Pour obtenir cette action, on
donne la préférence à l'eau, non pas à cause des éléments qui
composent ce liquide, mais à cause de la différence qui existe

entre sa densité et celle de l'air. On voit que l'eau en raison de sa densité, présente, dans une étendue déterminée, un plus grand nombre de molécules au contact du corps, et que les sensations de chaud et de froid sont bien plus intenses que celle que nous fait éprouver l'air à température égale. Il est bien naturel que la réfrigération s'exerce ici d'une manière plus uniforme. Les pores de la peau se contractent également sur toute la surface de cette membrane, tout le système capillaire se crispe et refoule le sang vers l'intérieur avec une force égale partout; les congestions partielles ne sont donc pas à craindre, le danger est nul. Ajoutons à cela une circonstance assez importante et dont on ne tient pas assez compte dans les accidents qui résultent de la transition du chaud au froid. C'est que lorsqu'on s'expose brusquement à l'action de l'air froid, cet air n'agit pas seulement sur la peau, il est également introduit dans le poumon dans l'acte de la respiration. Cette action directe de l'air froid sur la muqueuse des bronches doit être pour beaucoup dans les accidents qu'on y observe aussi fréquemment. Il est enfin un point très-important qu'il ne faut pas perdre de vue. Dans les transitions ordinaires du chaud au froid, il y a suppression d'une fonction dont l'activité ne saurait être diminuée sans danger pour l'exercice des autres fonctions. Les matériaux destinés à être rejetés au dehors dans l'acte de la transpiration, ne peuvent pas rentrer impunément dans la masse des liquides. Ces matériaux doivent être éliminés, leur rôle est fini, leur présence est désormais nuisible. Il arrive donc que les forces organiques cherchent à s'en débarrasser par d'autres voies, et il arrive ainsi que les autres fonctions, ne pouvant s'accommoder de ce surcroît de travail, en souffrent et se dérangent à leur tour. Dans le procédé hydriatrique les choses se passent différemment. Ici, avant d'avoir recours au moyen suppressif, qu'on me passe l'expression, on avait d'abord exalté la fonction de la transpiration à un point extrême, on l'avait porté à un diapason très-élevé, on peut donc et on doit même la supprimer pour un moment.

XXIV. On a cherché à comparer le procédé hydriatrique à celui des bains russes. Sans rejeter cette comparaison d'une manière absolue, je n'y vois pas cependant une parfaite analogie. La transpiration que l'on provoque dans une étuve est accompagnée de changements notables dans la circulation, la fréquence du pouls est sensiblement accrue, la chaleur artificielle à l'aide de laquelle on élève la température du corps, le pénètre tout entier ; on respire l'air chaud et on en est entouré de toutes parts. Nous avons vu qu'il en est bien autrement dans le procédé sudorifère employé en hydrothérapie. Ici toutes les fonctions sont en repos, la peau seule est le siége des phénomènes congestifs. L'élévation de la température est l'ouvrage de l'organisation elle-même, elle est vitale en quelque sorte au lieu d'être artificielle. On conçoit que dans cet état de choses, l'action répercussive du froid doit agir différemment que dans les bains russes ; leur action est en effet plus violente et plus dangereuse pour les corps faibles et non habitués à ce genre d'exercice.

XXV. Les premiers phénomènes qui se manifestent sous l'influence du bain froid, administré dans les conditions qui nous occupent, sont analogues à ceux que l'on observe toutes les fois qu'il y a refoulement des liquides dans les grandes cavités. Je dis analogues et non point identiques, car la sensation que l'on éprouve est loin d'avoir l'intensité de celle qui accompagne l'immersion dans les conditions ordinaires. Il n'y a ici qu'un très-court moment de saisissement, auquel succède bientôt un sentiment de bien-être qui se fait sentir surtout lorsque le bain est pris dans un bassin où l'on peut exercer des mouvements. Il est même important de se défier de cette sensation de bien-être, elle est cause que les malades resteraient volontiers dans le bain un temps plus long que celui qui leur est prescrit. Cet écart pourrait avoir de graves inconvénients.

XXVI. En sortant du bain, la peau est rouge et nullement froide, le thermomètre appliqué sous l'aisselle s'élève encore à 27-28°, chez les individus qui ne sont pas très-affaiblis. Chez d'autres, exténués par de longues maladies ou débilités par l'âge, la température de la peau est moins élevée en même temps que sa coloration est moins intense. Ce sont ces deux phénomènes qui constituent la réaction, et c'est l'énergie de celle-ci qui doit décider de la durée du bain. Plus la réaction est facile, plus il est permis de prolonger l'immersion, et aussi plus la température du bain pourra être abaissée. Pour les individus chez lesquels la réaction ne se fait qu'incomplètement, il est bon de commencer par les bains tempérés, ou bien par de simples lotions avec une serviette mouillée. On agit de cette manière par la température de l'eau et par la friction, et on excite plus facilement la peau dont le relâchement a besoin de cette stimulation. En général, la durée de ces bains ne dépasse pas cinq minutes.

XXVII. On a dit et on a écrit des choses merveilleuses à propos de cette réaction. Ainsi on a prétendu que la peau recouvrant les organes malades réagissait plus faiblement que le reste de sa surface. Ce serait même là le moyen le plus puissant à l'aide duquel Priesnitz découvre le siége de la maladie. Les personnes qui ont avancé ce fait, ont peut-être un talent particulier pour apprécier les nuances extrêmement délicates dans la force de la réaction ; pour ce qui me concerne, je n'ai jamais rien observé de bien positif à cet égard. Tout ce que je puis dire, c'est que la peau qui recouvre

2

les parties plus fermes, comme les gros muscles ou les os, est toujours plus rouge que celle qui se trouve au-dessus des parties moins résistantes. J'ai remarqué que presque dans tous les cas, les régions de l'épine dorsale, celles des côtes, du sternum, des membres, étaient plus colorées que l'abdomen, par exemple; mais il ne m'a pas été possible d'y saisir d'autres rapports que ceux qui dépendent des conditions anatomiques des parties que je viens de nommer. Une circonstance assez importante et que je n'ai trouvée dans aucun écrit, c'est la pression, comme pierre de touche de la réaction. En palpant la peau, comme on le fait, par exemple, pour examiner les taches de la rougeole, on remarque que l'impression des doigts reste plus ou moins longtemps; tantôt la rougeur revient instantanément, tantôt, au contraire, la marque blanche que l'on a produite a besoin d'un certain temps pour s'effacer. C'est un assez bon moyen pour juger de la force de la circulation capillaire et de l'énergie du système cutané.

XXVIII. En sortant du bain, on éprouve ordinairement un sentiment de force, de bien-être et d'agilité peu commune. Les malades valides sont engagés à faire une promenade au grand air pour soutenir la réaction. On les voit réagir facilement contre le froid extérieur; leur impressionabilité, sous ce rapport, diminue à mesure qu'ils avancent dans le traitement, et que les téguments reprennent l'activité qu'ils avaient perdue. Les malades auxquels un excès de faiblesse ne permet pas de prendre de l'exercice doivent rester couchés pendant un certain temps, pour éviter les refroidissements partiels dont les suites pourraient devenir fâcheuses.

Bains partiels.

XXIX. Les bains partiels sont de différentes espèces, selon la partie que l'on veut exposer à leur action. Ainsi on se sert en hydrothérapie, de bains de pieds, de bains de jambes, de bains de siége, de bains d'yeux, etc. Les effets que l'on obtient sous l'influence de ces moyens dépendent surtout de la durée de leur application; employés pendant peu de temps, (quelques minutes,), ils provoquent dans la partie une vive réaction, ils y appellent les liquides, qui s'y portent aux dépens des autres parties du corps; en un mot, ils exercent une véritable révulsion. Lorsque, au contraire, leur action est prolongée, ils produisent des effets sédatifs qui s'étendent jusque vers les organes profonds ; ils agissent en même temps comme un moyen rafraîchissant, en abaissant la température du sang et en produisant les changements de volume qui ont lieu dans les liquides sous l'influence du froid. J'ai vu des résultats très-avantageux obtenus par l'emploi de ces moyens, dont l'application découle des indications diverses dépendant des états morbides que l'on a à combattre. Mais j'ai vu aussi avec regret qu'on en abusait trop souvent, et qu'on les prescrivait sans but et sans intention bien déterminée. J'ai vu les bains de siége produire des résultats qui m'ont étonné ; sous leur influence, les affections des organes génitaux de la femme ont été très-heureusement modifiées. Je sais que ces résultats ne dépendent pas uniquement de cette espèce de bains, mais ils m'ont paru favoriser singulièrement les autres moyens de traitement.

Diverses applications locales.

XXX. Les applications locales, que l'on varie selon une foule de circonstances, sont de deux espèces. Les unes rafraîchissantes, les autres échauffantes ou stimulantes. On appelle ces dernières résolutives, mot impropre, car les unes comme les autres peuvent mériter ce nom, selon les diverses circonstances dans lesquelles on les emploie. Les compresses trempées dans de l'eau fraîche, légèrement exprimées, et renouvelées aussitôt qu'elles commencent à s'échauffer, sont un moyen antiphlogistique très-puissant ; elles diminuent l'activité de la circulation dans la partie sur laquelle on les applique, apaisent promptement la douleur et s'opposent efficacement au développement du travail morbide. Les applications échauffantes ou stimulantes, au lieu d'être renouvelées, sont au contraire laissées pendant un certain temps sur la partie malade, où elles développent une chaleur et une excitation remarquables. Pour obtenir ce résultat, on recouvre le point affecté d'une compresse humide fortement exprimée, et on l'entoure d'un linge sec de manière à intercepter le contact de l'air. Sous leur influence, la partie enveloppée rougit, elle devient le siége d'une circulation très-active et d'une chaleur immodérée. Ce moyen exercé sur les engorgements chroniques une action très-favorable. Je l'ai vu favoriser la résolution des gonflements articulaires et hâter la formation des furoncles et des abcès que l'on observe assez fréquemment dans le cours du traitement, comme j'aurai l'occasion de le dire par la suite.

XXXI. Une fomentation de ce genre appliquée sur le ventre constitue *la ceinture mouillée*, dont on fait un grand usage en hydrothérapie. La réputation qu'on lui a faite est loin d'être usurpée, elle agit réellement d'une manière très-favorable dans les diverses affections du tube digestif, et je suis convaincu que son action est bien plus efficace que celle d'une foule d'emplâtres dont on recouvre les parois abdominales.

L'application de la ceinture mouillée continuée pendant quelque temps est suivie d'une éruption dont l'intensité et la forme sont loin d'être toujours les mêmes. Il serait très-curieux d'étudier les divers caractères de ces exanthèmes, et de savoir si leurs variétés offrent quelque chose de constant, et si on peut les rattacher à quelques particularités morbides ou individuelles. J'ai vu chez un malade un véritable zóna recouvrant la moitié du ventre, au bout de vingt jours de l'application de la ceinture mouillée. Ce zóna passait d'un côté du corps à l'autre, et occasionnait des déman- geaisons insupportables. J'ai vu aussi que le linge qui sert de ceinture prend quelquefois une teinte jaune très-prononcée, sans que je puisse indiquer la raison de ce phénomène ; sa cohésion subit aussi une altération très-prompte et on le voit au bout de peu de temps se déchirer avec une facilité extraordinaire.

XXXII. J'ai lu et j'ai entendu dire que les applications locales calmaient promptement les douleurs névralgiques, je n'ai obtenu dans les cas de cette nature que des résultats négatifs.

Douches.

XXXIII. Dans l'emploi extérieur de l'eau les douches jouent un rôle très-important. Leur forme ainsi que leur force varie suivant les indications. On emploie tantôt une douche en pluie, tantôt une douche perpendiculaire, tantôt une douche latérale, ou bien enfin les douches ascendantes. Quelle que soit la douche dont on se sert, son action est double ; l'eau agit ici par sa température et par le choc qu'elle imprime aux parties sur lesquelles on la dirige. Lors- qu'on s'expose à l'action de la douche, on éprouve d'abord un sen- timent d'oppression, qui est surtout sensible quand la colonne d'eau frappe les parties postérieures du thorax. Mais ce sentiment est de très-courte durée et pour peu qu'on ait la patience d'attendre une ou deux minutes tout au plus, on commence déjà à sentir les phénomènes de la réaction qui s'opèrent sous la douche même.

On se méprendrait beaucoup si on voulait juger la température de l'eau par la sensation qu'elle fait éprouver, elle semble beaucoup moins froide qu'elle ne l'est réellement. Les mouvements qu'on exécute, les frictions qu'on pratique sur diverses parties en même temps qu'on reçoit la douche, contribuent à donner au corps un sentiment de vigueur inaccoutumée. Cela arrive surtout chez les personnes qui subissent cette opération avec courage, quoiqu'il ne faille pas en avoir beaucoup, à en juger par la facilité avec laquelle les femmes les plus faibles la supportent. Au sortir de la douche, la peau devient bientôt le siége d'une chaleur agréable, le corps tout entier est dispos et léger, on se sent très-disposé à la course et on s'acquitte à merveille de la promenade et encore mieux du premier repas que l'on attend avec impatience.

XXXIV. La douche produit dans toute l'économie une espèce d'excitation semblable à celle qui résulte de l'ingestion de quelque liquide stimulant. Avec cette différence qu'il n'y a point ici de collapsus consécutif. Mais d'un autre côté, l'analogie est plus parfaite, car l'action prolongée de la douche va jusqu'à occasionner de la fièvre. C'est au médecin à régler la durée de cette opération, l'irritabilité propre à chaque individu doit lui servir de règle de conduite. Il arrive aussi, surtout chez les individus chez lesquels la réaction ne se fait que très-faiblement, que la douche laisse après elle un sentiment de froid et de malaise. Cela s'observe principalement chez ceux qui ont recours à l'action de ce moyen trop tôt et avant que leur peau n'ait subi l'influence d'autres agents hydriatriques, ou bien chez ceux qui, méconnaissant les conseils qu'on leur a donnés, prolongent de leur gré leur séjour sous la douche. Ce sentiment de malaise et de froid est ordinairement suivi d'un mouvement fébrile, de céphalalgie, d'inappétence et d'agitation, qui durent plus ou moins longtemps. Je me hâte d'ajouter que je n'ai jamais vu rien de plus sérieux que ce que je viens d'énumérer. Ordinairement tout cela se calme au bout de 24 ou 48 heures, sans laisser de traces. La céphalalgie se manifeste quelquefois chez les personnes qui, par imprudence ou maladresse, laissent tomber la colonne d'eau sur la tête, résultat qui n'a rien de surprenant, vu la force prodigieuse des douches dont on se sert dans les établissements hydriatriques.

XXXV. Outre les effets généraux de la douche, il est important aussi de tenir compte de leurs effets locaux. La partie sur laquelle on dirige l'action de ce moyen éprouve un ébranlement et une excitation dont les résultats sont très-avantageux. Je m'en suis convaincu dans un grand nombre de cas où il s'agissait d'engorgements chroniques et indolents des articulations.

XXXVI. Les douches ascendantes ne sont guère employées que lorsqu'on veut exercer une action directe sur le gros intestin. Les douches utérines, auxquelles on n'a pas recours assez fréquemment dans les établissements hydriatriques, produisent cependant des effets remarquables dans les nombreuses affections de l'appareil génital de la femme. J'en dirai autant des injections à courant continu à l'aide d'un appareil spécial.

Lotions, Affusions, Ablutions.

XXXVII. Ces trois moyens ne sont pour ainsi dire qu'un seul, modifié de diverses manières; dans tous les cas il s'agit de rafraîchir le corps tout entier par un contact passager avec de l'eau froide. Les lotions sont le plus souvent employées : on les pratique en frictionnant le corps avec un linge mouillé ou légèrement tordu, ou avec une éponge. On a soin de commencer par la tête et la poitrine, et on termine par les extrémités inférieures ; on s'essuie ensuite et on fait une course si c'est le matin, ou bien on se couche si c'est le soir qu'on s'est fait lotionner. On éprouve après chaque lotion une fraîcheur générale qui est bientôt suivie d'une douce chaleur très-agréable, en rapport avec la réaction qui s'opère sur toute la surface de la peau.

XXXVIII. Les fonctions cutanées reçoivent sous l'influence de ce moyen une énergie inaccoutumée. Elles sont rétablies avec une promptitude surprenante toutes les fois qu'elles ont été détruites ou imparfaites. Considérées de ce point de vue, les lotions constituent la base du traitement dans un grand nombre de maladies.

XXXIX. Les lotions sont en outre un moyen hygiénique très-recommandable, elles conviennent à tout le monde, je ne connais pas d'exception à cet égard. Recommandées par un grand nombre de médecins que l'on ne peut pas soupçonner de partialité, elles ont été peu employées ; leur usage commence cependant à se généraliser depuis l'introduction de l'Hydrothérapie en France. On possède des appareils spéciaux pour pouvoir se lotionner sans embarras ; ce sont des toilettes fermées où se trouvent contenus : un réservoir d'eau, et des tubes dont la direction est telle, qu'on peut recevoir le liquide sur diverses parties du corps. Ces tubes sont percés d'une multitude de trous, de manière que l'eau arrose le corps sous forme d'une pluie très-fine et mouille de cette façon toutes les régions avec une force égale. L'appareil contient en même temps plusieurs accessoires qui servent aux injections de diverses natures, et un second réservoir destiné à recueillir l'eau qui a servi. Toutefois, un meuble de cette espèce ne convient qu'à ceux qui voudraient employer le lavage à l'eau froide comme moyen hygiénique ; je ne saurais trop recommander cette habitude aux personnes dont la santé se laisse influencer facilement par les changements de la température de l'air. Il n'y a certes pas de préservatif plus puissant contre les accidents qui résultent si souvent de l'action de cette cause.

Lavements, Injections, Gargarismes, etc.

XL. Cette manière d'employer l'eau, qui tient le milieu entre les moyens externes et internes, rend de grands services dans quelques cas particuliers. Le contact d'eau froide avec les membranes muqueuses des diverses cavités accessibles à nos moyens de médication, produit des effets analogues à ceux que l'on observe sur la membrane tégumentaire, avec la différence qui dépend de la structure de ces deux membranes. Les muqueuses, plus délicates que la peau, plus richement pourvues de vaisseaux capillaires, sont en général plus facilement influencées par le froid et réagissent avec plus de promptitude. Il convient donc d'employer aux usages qui nous occupent dans ce moment de l'eau à une température un peu moins basse que celle qui sert pour les moyens externes proprement dits.

XLI. Je n'ai pas fait de recherches sur les modifications immédiates qui suivent l'introduction de l'eau dans les diverses cavités, comme le rectum et le vagin, par exemple, mais l'observation m'a appris que ces moyens produisent des effets consécutifs très-avantageux. J'ai vu des cas de constipation très-opiniâtre céder facilement sous l'influence de lavements frais, dont l'action est différente de ceux avec de l'eau tiède, que l'on emploie ordinairement. L'eau tiède agit en ramollissant les matières accumulées dans le rectum, et en facilitant ainsi leur expulsion. Tout le monde sait d'ailleurs que les lavements de cette nature n'ont qu'un effet passager, ils n'agissent qu'au moment de leur emploi, et finissent même par se changer en une habitude incommode; tandis que le but des lavements à l'eau fraîche est d'agir sur l'intestin, de stimuler sa force de contraction et de lui rendre l'activité nécessaire à l'accomplissement de sa fonction. Ce but est rarement manqué, et les effets stimulants se propagent même aux parties voisines. Aussi retire-t-on de ces lavements de très-bons résultats dans un grand nombre de maladies, et notamment dans la spermatorrhée et dans les affections atoniques des organes génitaux de la femme.

XLII. Ces dernières maladies sont très-heureusement influencées par les injections faites de manière à former dans le vagin une espèce de bain intérieur dont l'eau se renouvelle continuellement. Un speculum en gomme ouvert à son extrémité vaginale, terminé du côté opposé par une poche en étoffe imperméable, sert pour faire cette opération. La poche en question a deux ouvertures, l'une supérieure, à laquelle aboutit un tuyau élastique qui amène l'eau, l'autre, inférieure, qui sert à la sortie du liquide qui s'était déjà réchauffé par son contact avec les parties intérieures. Il suffit d'expliquer une fois l'usage de cet appareil (*) pour que les malades puissent s'en servir sans aucun secours étranger. Je ne saurais assez recommander l'emploi de ce moyen dans un grand nombre de maladies des femmes ; il est un puissant auxiliaire du traitement général. Tout seul il ne produirait que des effets passagers, car les affections des organes génitaux de la femme sont loin d'être aussi souvent locales que le professent certains spécialistes.

(*) Cet apareil ressemble beaucoup par son mécanisme au Rigocéphale, inventé par mon honoré collègue, le Dr BLATIN, de Paris. Voy. pour la description les Comptes-rendus des séances de la Société médicale d'émulation, dans la Gazette des Hôpitaux de 1843.

De l'Eau en boisson.

XLIII. Si on devait s'en rapporter à ce qui est écrit à ce sujet dans les livres, on serait tenté de croire que l'usage intérieur de l'eau à haute dose est une condition indispensable du traitement hydriatrique. Il paraît en effet que dans la plupart des établissements hydrothérapiques, tous les malades sont mis indistinctement à la *question humide*; on leur fait avaler une quantité d'eau incommensurable; et c'est à l'aide de ce moyen qu'on s'attend *à dissoudre les humeurs âcres du sang, à fondre les amas de matières morbifiques, et à préparer le corps à l'expulsion de ces impuretés.* Il me semble que dans quelques cas on fait la guerre à des moulins à vent, et on cherche à combattre un ennemi qui n'existe point. Il est certain que l'usage de l'eau à haute dose rend de grands services dans un grand nombre d'affections; c'est un dépuratif et un dissolvant très-puissant, mais il n'est pas moins certain que l'emploi de ce moyen sans indication bien positive ne peut pas être sans inconvénients. J'ai eu l'occasion de m'en convaincre assez souvent, je m'expliquerai plus en détail sur ce point; je n'ai à m'occuper pour le moment que des effets que produit sur l'économie, l'eau froide ingérée dans l'estomac.

XLIV. Il faut distinguer deux manières d'agir, dans l'administration de l'eau à l'intérieur. Quelquefois elle n'est administrée que comme le véhicule du froid, d'autres fois comme l'eau, en raison de l'action qui lui est propre. Dans le premier cas, ses effets se produisent principalement du côté des parois avec lesquelles elle est mise en contact, elle y provoque une réaction pareille à celle qu'on observe sur la peau; dans le second, son action est plus profonde, elle s'exerce sur les liquides organiques en général et sur le sang en particulier. Cette distinction est très-importante, car elle conduit à des indications dont il est nécessaire de tenir compte dans la pratique. La manière d'administrer l'eau n'est pas la même dans les deux cas, elle diffère comme les effets que l'on cherche à obtenir. Lorsqu'on veut stimuler l'estomac, y provoquer une réaction, une excitation que l'on juge nécessaire, l'eau doit être prise en quantité médiocre et à des intervalles assez éloignés, pour donner à la réaction le temps de se faire. Tandis qu'au contraire dans les cas où il est question d'agir sur la masse du sang, des quantités considérables du liquide sont nécessaires. Ici la température de l'eau n'a pas besoin d'être extrêmement basse, là au contraire il importe de se servir d'eau aussi fraîche que possible. Dans les deux cas il est indispensable de boire avec une certaine mesure ; avaler une énorme quantité d'eau à la fois, c'est ne rien faire, elle fatigue l'estomac, passe en grande partie par les intestins où elle occasionne un état de relâchement, ou bien elle ne fait que traverser le corps, devenu une espèce de filtre, en ressortant par les urines en quantité proportionnelle à celle qui a été ingérée. J'ai fait à cet égard des expériences sur moi-même et je me suis convaincu que de grandes quantités d'eau avalées dans un court espace de temps passaient par les urines avec une promptitude surprenante. Plusieurs fois j'ai bu de douze à quinze verres d'eau d'un quart de litre chacun dans l'espace d'une heure et demie environ. Je portais avec moi un second verre d'une capacité égale à celui qui me servait pour boire, ce verre était destiné à recevoir et mesurer mes urines, et j'en rendais chaque fois une quantité à peu près égale à celle de l'eau ; je dis à peu près égale, car il y avait toujours une différence d'un verre environ à l'avantage des urines ; c'était probablement l'urine que j'aurais rendu sans boire. Le premier verre de mon urine était toujours d'une couleur normale, le second était à peine coloré, le troisième et les suivants ne diffé-

raient en rien de l'eau, si ce n'est par la température. Je commen-
çais à uriner au bout de la première demi-heure, et je finissais
quelques minutes, un quart d'heure au plus après le dernier verre
d'eau.

D'autres fois je buvais à des intervalles plus éloignés et moins à
la fois, j'employais huit heures de temps pour boire la même quantité d'eau de douze à quinze verres. Dans ce cas, les envies d'uriner
étaient moins fréquentes, j'urinais bien en proportion de l'eau que
j'avais prise, mais pour évacuer toute cette quantité, il me fallait
près de cinq heures et demie à six heures ; je rendais une plus
grande quantité d'urine colorée, il n'y avait que quelques verres
qui étaient tout à fait incolores. Il semblerait que l'eau ayant
séjourné un temps plus long , y avait opéré des modifications plus
remarquables, à en juger par la coloration plus foncée de mon
urine. Toutefois, cette manière d'expérimenter ne pouvant fournir que des résultats bien vagues, j'ai voulu connaître l'action
directe de l'eau sur le sang, et pour cela j'ai fait une série d'expériences en mélangeant ces deux liquides entre eux dans diverses
proportions. Les résultats auxquels je suis arrivé s'accordent avec
ceux qui sont consignés dans l'ouvrage du professeur Schultz,
de Berlin. Les recherches de ce savant sont faites avec un talent
et une habileté que je ne saurais imiter, je me hâte de les faire
connaître, elles me semblent avoir une grande importance dans la
question qui m'occupe.

XLV. « En faisant les recherches relatives à la coloration de la
liqueur sanguine, je me suis aperçu, dit M. Schultz, que le sang
de différentes espèces animales, ou même de divers individus de
la même espèce présentait sous ce point de vue des différences
remarquables. En effet la coloration du plasma (*), quelquefois

(*) L'auteur désigne sous le nom de plasma ce que Müller appelle la

nulle, se trouve d'autres fois d'un jaune plus ou moins foncé, qui, chez quelques animaux bien portants d'ailleurs, va jusqu'à la couleur orange et même jusqu'au rouge.

» Dans tous les cas, après la coagulation du sang, le serum présentait toujours la couleur analogue à celle du plasma, de manière qu'on peut conclure de la coloration de l'un à celle de l'autre.

» J'ai bientôt trouvé la cause de ce phénomène, et je me suis convaincu qu'il était en rapport avec les quantités d'eau qui étaient ingérées peu de temps avant les expériences. Lorsque les animaux avaient bu beaucoup, le plasma et par suite le serum de leur sang étaient toujours d'un jaune foncé ou rougeâtre ; dans les cas contraires, la coloration de ces liquides était très-pâle ou même nulle. C'est ce qui arrivait constamment chez les animaux (chevaux et bœufs), que je soumettais à une privation absolue d'eau.

» Pour me convaincre toutefois si c'est réellement l'eau portée dans le torrent de la circulation qui occasionnait la coloration du plasma, j'expérimentai sur le sang hors du corps. Dans ce but, je me suis servi de quatre verres, pouvant contenir chacun trois onces d'eau. Un de ces verres fut laissé vide, tandis que les trois autres furent remplis de diverses quantités d'eau ; j'en ai mis trois drachmes dans l'un, six drachmes dans le second, et une once et demie dans le troisième. Tous les quatre furent alors remplis de sang coulant de la veine d'un cheval. Un de ces quatre verres contenait donc du sang pur, un autre contenait un huitième d'eau, un autre encore en contenait le quart, tandis que le dernier renfermait un mélange d'eau et de sang par parties égales. Après quelques instants, il se fit au fond du premier verre un dépôt abondant de globules, ce dépôt fut moins considérable dans le

liqueur sanguine, c'est-à-dire, la partie liquide du sang vivant, celle dans laquelle nagent les globules.

second, et il fut nul dans le troisième et le quatrième. Enfin, après que la coagulation fut complète ; le sang du premier verre (*le sang pur*) donna un caillot ferme, fortement contracté et beaucoup de serum (environ un tiers); dans le deuxième verre (*un huitième d'eau*), le coagulum fut moins ferme, plus volumineux, et le serum par conséquent moins abondant (un quart environ); le troisième verre, celui où il y avait un quart d'eau, contenait un coagulum très-mou, très-peu contracté, de manière qu'on n'y voyait de serum que dans la proportion d'un huitième ; enfin, dans le dernier verre, celui qui renfermait le mélange par parties égales d'eau et de sang, ce mélange ressemblait à une gelée homogène, et à peine apercevait-on une légère couche de sérosité dans la partie supérieure du vase. Mais ce qu'il y avait de plus extraordinaire dans tout cela, c'était la différence dans la coloration du serum. Le serum du premier verre était à peine jaunâtre ; dans le second il était orange ; dans le troisième il était d'un rouge pâle ; tandis que le peu de sérosité qu'on voyait dans le quatrième verre, était d'une couleur presque aussi foncée que celle du sang.

» J'ai fait les mêmes expériences avec le sang des moutons, et je me suis convaincu que le sang de ces animaux est encore plus sensible à la force dissolvante de l'eau que ne l'est le sang des chevaux et des bœufs. L'addition d'un huitième d'eau colore le serum des moutons au même degré que cela a lieu avec un quart d'eau chez ces derniers.

» J'ai recommencé une nouvelle série d'expériences avec M. Hertwig, professeur à l'École vétérinaire. Je me suis servi alors d'un plus grand nombre de verres, chacun d'un contenu de 100 scrupules, que je remplissais avec les mélanges d'eau et de sang dans les proportions de 1/2, de 1, 2, 4, 6, 8, 12, 16, 20 pour cent d'eau. L'addition d'un demi-scrupule d'eau opérait déjà une dissolution notable de matière colorante, qui fut surtout remarquable par la diminution de la pesanteur spécifique des globules. L'addition d'un pour cent d'eau donne au serum une couleur jaunâtre, qui devient de plus en plus foncée à mesure que la quantité d'eau augmente ; de 8-12 0/0, le serum est orange ; il est rouge lorsqu'on s'élève de 16-20 0/0.

» Ayant noté ces phénomènes, il fallait chercher à savoir quelle était la quantité d'eau que le sang d'un animal peut absorber par la boisson. Pour m'en convaincre, voici le procédé que j'ai employé : j'ai fait mettre à la disposition d'un bœuf destiné à être abattu une grande quantité d'eau, que j'avais rendue sapide en y ajoutant un peu de sel et de farine. Lorsque cette boisson fut consommée par l'animal, on lui fit une saignée, et le sang fut séché pour apprécier la quantité des matières solides qu'il contenait. Vingt-quatre onces de sang fournirent 5 onces 6 drachmes et 1 scrupule de matière solide ; de manière que sur ces 24 onces il y avait 20 onces 1 drachme et 2 scrupules de matière liquide qui s'est évaporée. Nous avons donc dans le sang d'un animal saturé d'eau :

Matières solides............ 16

Matières liquides........... 84
————
100

Le même animal fut laissé pendant 24 heures sans boire ; au bout de ce temps on lui fit une nouvelle saignée et on répéta l'expérience précédente. Vingt-quatre onces de sang donnèrent 5 onces 3 drachmes et 12 grains de matière solide ; soit, le sang d'un animal privé d'eau contient :

Matières solides........... 22,5

Matières liquides.......... 77,5
————
100

En comparant ces deux résultats, on voit qu'il y a une différence de 6,5 entre la quantité des matières liquides, et que cette différence est à l'avantage du sang tiré après l'introduction d'une grande quantité d'eau par la boisson.

» En admettant maintenant, comme cela a lieu le plus ordinairement, qu'un bœuf contient environ 60 livres de sang, on peut supposer que toute cette masse de sang peut s'assimiler 3,9 livres d'eau. Ce chiffre, comparé à la grande quantité d'eau qu'un tel animal consomme dans les 24 heures (environ 72 livres) peut paraître fort peu de chose, mais il est énorme par rapport à l'action dissolvante de l'eau.

» J'ai assez souvent répété les mêmes expériences et les résultats étaient presque toujours les mêmes. J'ai obtenu dans un cas, l'animal n'ayant pas bu :

Matières solides............ 21,7
Matières liquides........... 78,3
———
100

Le même animal après la boisson a fourni :

Matières solides............ 16,9
Matières liquides........... 83,1
———
100

La différence était donc de 4,8 pour cent. Dans un autre cas encore cette différence était de 5,8 pour cent. En prenant la moyenne de ces trois résultats, on trouve 5,7 pour cent.

» Si on applique ces données comme un à peu près à l'homme, on est en droit de croire que les 30 livres de sang de l'homme peuvent absorber environ 17,36 onces d'eau. D'où il résulte que l'introduction d'une grande quantité d'eau par la voie d'absorption peut exercer une grande influence sur la dissolution des globules, puisque, comme nous l'avons démontré, l'addition de l'eau dans une proportion de 1/2, de 1 et de 2 pour cent, produit déjà des résultats remarquables. Il en résulte qu'une grande proportion d'eau dans le sang, de quelque manière d'ailleurs qu'elle y soit introduite, aura d'autant plus d'influence sur ce liquide que sa présence y sera plus longue. Toutes les fois donc que la peau ou les poumons absorbe beaucoup d'eau de l'humidité de l'air, ou bien que cette eau est portée dans la circulation par l'usage trop prolongé d'une alimentation liquide, et lorsque en même temps les sécrétions ne sont pas assez abondantes pour rétablir les proportions normales des parties solides du sang, la quantité proportionnelle de ces parties est diminuée, et par suite le mouvement de la composition organique, de la nutrition interstitielle, se trouve altéré. La sécrétion de la bile en souffrira principalement, et la masse sanguine prendra en quelque sorte des qualités bilieuses. Les preuves à l'appui de cette assertion ne sont pas rares dans les maladies qui attaquent les Européens lors de leur acclimatement dans les contrées humides des tropiques. Les différences qui existent sous ce rapport dans les diverses espèces animales sont très-remarquables. Ainsi les moutons supportent très-difficilement l'humidité de l'air et de la nourriture, ils deviennent promptement malades dans les plaines humides et boisées, tandis que les bêtes à cornes supportent au contraire l'humidité avec une grande facilité. » (*V. Hufeland, Journal d. prat. Heilkunde.* Mars 1838.)

XLVI. Il résulte de tout cela : que l'eau exerce sur le sang une action aussi réelle que puissante ; que son usage à haute dose ne peut pas être également convenable dans les différentes maladies ; que son emploi doit être formulé, dirigé et surveillé selon les indications particulières à chaque état morbide, ainsi que selon les diverses circonstances locales ou individuelles. Par conséquent l'administration de l'eau à l'intérieur est loin d'être une chose innocente, et encore moins un remède universel, selon les opinions de certains enthousiastes. J'espère pouvoir démontrer par la suite, en parlant du sang et de ses altérations, qu'il est des maladies dans lesquelles l'ingestion d'une grande quantité d'eau longtemps continuée peut avoir de grands inconvénients, comme il y en a d'autres où ce moyen doit constituer la base de la médication.

XLVII. Indiquer ici les doses de l'eau pour chaque cas particulier, serait aller plus loin que ne le permet la nature de ce Mémoire. Je ne puis établir pour le moment que deux règles générales : 1° l'eau en boisson peut être administrée comme excitant des voies digestives, on doit alors en user avec modération ; 2° elle peut être prescrite dans le but d'exercer une action sur le sang, et dans ce cas il faut en faire pénétrer dans l'économie une très-grande quantité, puisque, comme le prouvent les expériences que je viens de rapporter, le sang ne s'en assimile qu'une très-faible proportion (5 sur 72). Il faut en outre prolonger la présence de l'eau dans le torrent de la circulation ; sans cela elle est éliminée, avant d'avoir agi, comme cela est prouvé par mes expériences.

XLVIII. Je serais loin de vouloir exagérer l'importance des recherches sur lesquelles j'appuie mes conclusions, si l'observation directe ne m'avait-appris que ces données théoriques se trouvent confirmées par la pratique. Et lorsque même l'expérience n'aurait pas prononcé, cette théorie mériterait pourtant une sérieuse attention ; son moindre mérite serait de nous rendre prudents et circonspects dans l'administration de l'eau à l'intérieur. C'est donc à l'ignorance du médecin ou à l'indocilité des malades qu'appartiennent les revers de la méthode. Quand on a été témoin de quelques-uns de ces traitements dirigés en dépit du sens commun, on ne sait vraiment s'il faut s'étonner ou de la témérité du médecin ou de l'aveugle crédulité du malade, auquel on en impose par un aplomb imperturbable et par une série de phrases assaisonnées de mots techniques. J'ai vu assez souvent des estomacs délabrés ne pouvoir supporter sans se révolter de grandes quantités d'eau; heureusement que l'on mettait sur le compte des crises les vomissements qui en résultaient. J'ai vu des malades obligés de renoncer au traitement, leurs maux s'étant aggravés sous l'influence de moyens trop énergiques et disproportionnés à la résistance de leur organisation affaiblie. Je ne saurais donc assez recommander une extrême prudence et beaucoup de gradation dans la direction du traitement; il vaut mieux, sans doute, prendre dix précautions superflues que d'en manquer une seule fois lorsque cela est nécessaire.

Effets consécutifs.

XLIX. Il me reste encore à dire quelques mots sur les effets consécutifs du traitement hydriatrique. Ce que je vais rapporter est le résultat de l'observation d'un assez grand nombre de cas, que je crois avoir étudiés avec autant de soin que d'impartialité. Les effets consécutifs dont il s'agit appartiennent à la réunion de tous les moyens qui constituent la méthode. Ce n'est plus de l'eau seule qu'il est question, l'exercice et le régime y jouent un rôle très-important.

L. Le procédé sudorifique de l'hydrothérapie, plus énergique que tous ceux que l'on a employés jusqu'à présent, fait éprouver à l'économie des pertes journalières très-considérables, pertes qui seraient bientôt suivies d'un affaiblissement général si la réparation des forces ne se faisait point en même temps, à l'aide d'un régime approprié. L'alimentation est donc ici de la plus grande

importance ; la quantité ainsi que la qualité des aliments doivent
attirer toute l'attention du Médecin. Dans ce renouvellement continuel, si je puis dire ainsi, des particules du corps de l'homme,
il importe beaucoup de fournir aux forces assimilatrices la quantité
d'éléments appropriés à leur énergie actuelle, et il n'est pas moins
essentiel de ne lui fournir que des matériaux dont la nature s'ac-
corde avec les effets que l'on cherche à obtenir. Sous ce rapport
il y a encore beaucoup à faire et beaucoup à désirer. Dans un
grand nombre d'établissements les malades sont jetés dans le
même moule pour leur régime, comme cela a lieu d'ailleurs pour
le traitement en général ; on les laisse se diriger eux-mêmes par
les inspirations de leur appétit et de leur instinct. On oublie trop
facilement que ces deux guides nous conduisent trop souvent dans
une voie vicieuse, et que dans le cours du traitement hydriatrique
l'appétit est moins que jamais une juste expression du besoin de
réparation. Il n'y a rien de plus commun en effet que de voir
chez les personnes commençant le traitement une exaltation d'appétit qui dépasse toute croyance ; leur estomac est devenu un
gouffre où disparaissent de prodigieuses quantités d'aliments ; les
heures des repas sont attendues avec une impatience d'enfant, l'a-
vidité avec laquelle on dévore a quelque chose d'inaccoutumé.
Mais cette voracité n'est pas toujours, comme je viens de le dire,
en rapport avec le besoin réel. Les pertes que l'on a pu faire
sont encore peu considérables, et cette activité des voies digestives
ne dépend souvent que d'une surexcitation gastro-intestinale, pro-
voquée par l'usage du froid à l'intérieur. La direction médicale
bien entendue doit donc modérer ici les impulsions instinctives
des organisations malades ; on a beaucoup parlé de la nécessité de
fortifier la nature pour lui donner l'énergie nécessaire à vaincre
les états morbides, mais on a oublié que les deux camps enne-
mis occupent ici le même terrain et qu'il est impossible de ravi-

tailler l'un sans grandir les forces de l'autre ; on a oublié d'ailleurs que l'économie vivante ne peut profiter que de ce qu'elle peut convertir en sa propre substance ; que ce n'est pas la quantité d'aliments ingérée dans l'estomac mais leur assimilation qui constitue la nutrition.

LI. Quoi qu'il en soit, notons ici ce premier effet consécutif du traitement hydriatrique, on peut l'annoncer comme constant, les exceptions sont rares. Mais, ce n'est pas seulement l'appétit qui est accru, les facultés fonctionnelles du système digestif sont elles-mêmes sensiblement augmentées ; les malades peuvent réellement digérer une plus grande quantité d'aliments, quoique cependant les forces digestives ne soient pas tout à fait en rapport avec les sensations de faim que l'on ressent.

LII. Tous les autres exercices hydriatriques agissent comme nous l'avons vu en exaltant l'activité du système cutané. Les appels fluxionnaires répétés si fréquemment finissent par donner à la peau une énergie inaccoutumée. Peu de temps après le commencement du traitement elle acquiert en général une plus grande vigueur, elle est le siége d'une circulation très-active, qui y entretient un état permanent de calorification et qui la rend apte à réagir avec énergie contre le froid extérieur. J'ai vu des malades qui au bout de très-peu de temps pouvaient déjà quitter impunément les vêtements de flanelle, et qui, malgré une habitude depuis longtemps contractée et malgré l'instabilité de la température de la saison, supportaient sans souffrir un habillement très léger, dont la pensée seule les aurait fait frissonner autrefois.

LIII. Cette activité du système cutané se change bientôt lorsque le traitement est continué en un état de véritable surexcitation.

On voit survenir sur les divers points du corps des exanthèmes très-variés, tantôt bornés à la peau seule, d'autrefois s'étendant au tissu cellulaire sous-cutané et constituant ainsi des furoncles dont le volume est le nombre sont très-variables. Ces phénomènes ont extrêmement occupés les médecins, et on les a généralement regardés comme des manifestations critiques. C'est à l'aide de ces crises, disait-on, que la force médicatrice de la nature expulse du corps les principes morbides. Je suis loin de vouloir nier l'existence des crises, et encore moins de vouloir contester la puissance de la force médicatrice ; *natura sanat, medicus curat morbos,* je le sais, et je suis on ne peut plus de l'avis de ceux qui pensent ainsi, mais je ne puis m'empêcher de m'élever ici contre un abus immodéré que l'on fait des crises en hydrothérapie. Tout y est critique, les transpirations, les moindres éruptions, les flux de ventre et jusqu'aux vomissements accidentels, qui sont parfois la conséquence d'une alimentation trop abondante. Les crises en hydrothérapie sont toujours des évacuations matérielles, comme en revanche toutes les évacuations matérielles sont considérées comme critiques. Il suffit, ce me semble, d'indiquer cette erreur pour faire comprendre combien elle est grossière. Nul doute que certaines éruptions que l'on observe dans le cours du traitement ne coincident avec une amélioration très-marquée dans l'état des malades, on peut en dire autant de quelques évacuations anormales ou de l'exagération des excrétions normales ; mais voir dans ces phénomènes la cause de l'amélioration de l'état intérieur, les regarder comme de véritables crises avec matière, c'est donner à ces phénomènes plus d'importance qu'ils n'en méritent.

LIV. Je ne puis pour le moment m'étendre davantage sur ce qu'il y aurait à dire relativement aux crises. Je crois qu'un médecin observateur, ayant vu un grand nombre de guérisons obtenues par la méthode hydrothérapique, pourrait éclairer beaucoup de points obscurs qui ne font pas défaut dans la doctrine des anciens, embrouillés avec tant de soins par nos contemporains. Il me semble qu'il faudrait faire pour toutes les classes de maladies des recherches très-étendues et très-multipliées, qu'il faudrait créer une nouvelle branche de la science, une véritable *hygiogénie* indiquant la manière dont on revient à la santé, par opposition avec *pathogénie*, qui nous enseigne les divers changements par lesquels on arrive à la maladie.

LV. Outre les effets consécutifs que nous venons de noter du côté des organes digestifs et de l'enveloppe cutanée, on remarque des changements généraux très-notables. Les exercices hydriatriques exigeant de la part des malades beaucoup d'activité, on les voit au bout de peu de temps supporter des excursions journalières paraissant incompatibles avec leurs habitudes et surtout avec l'état apparent de leurs forces. Les mouvements acquièrent promptement une énergie inaccoutumée, et la faculté de supporter sans fatigue des exercices très-prolongés a vraiment quelque chose de miraculeux. Ce sentiment de vigueur corporelle n'est pas sans influence sur les dispositions morales ; la pensée est fraîche, la conception facile, le travail intellectuel devient possible à ceux que la moindre contention d'esprit mettait dans un état de complet accablement. Je m'en suis convaincu en interrogeant un grand nombre de malades, aux rapports desquels j'étais en droit d'avoir la plus grande confiance.

LVI. Je dirais enfin, s'il était permis de juger sur quelques cas dont le nombre est trop restreint, que les facultés reproductrices paraissent aussi recevoir une heureuse influence. Quelques confidences m'autorisent à le croire, et les cas morbides où l'altération de ces facultés était un des principaux éléments de la maladie ne font qu'appuyer cette croyance.

LVII. Tout ce que je viens de rapporter s'observe surtout dans les affections où l'on peut soupçonner une altération des liquides de l'économie, et où l'organisation toute entière a reçu de profondes atteintes ; dans ces maladies, enfin, que les modernes ont cherché à localiser avec tant de soins, et dont les anciens nous ont tracé un tableau remarquable de vérité sous le titre de cachexies. Les liquides, et principalement le sang, semblent recevoir sous l'influence des moyens hydrothérapiques une vie nouvelle ; le double mouvement de composition et de décomposition étant augmenté, on change, pour ainsi dire, toutes les particules du corps vivant, en opérant une véritable *mue* des molécules usées ou malades.

LVIII. L'action de l'eau prise à l'intérieur nous démontre déjà son influence sur le sang. Quel est le rôle des autres moyens hydriatriques ? Quelle est l'influence de cette exagération des fonctions de la peau sur l'organisme en général et sur les liquides en particulier ? Je vais essayer d'y répondre. Dans ce but, je dois résumer en peu de mots l'anatomie et la physiologie du sang, je dois m'arrêter quelques instants sur la nature de ses altérations et rechercher les rapports qui lient ces altérations avec le dérangement des diverses fonctions. Je ferai voir, je l'espère, que l'application de l'hydrothérapie est, dans un grand nombre de cas, on ne peut plus rationnelle, et que loin d'être rejetée dans la classe des *exploitations industrielles*, elle mérite au contraire l'attention des hommes sérieux ; l'art de guérir doit s'en emparer, et la science doit chercher à régler ses applications et à en expliquer les résultats.

DEUXIÈME PARTIE.

DU SANG ; DE L'INFLUENCE DE SES ALTÉRATIONS SUR LA PRODUCTION DE QUELQUES AFFECTIONS CHRONIQUES, ET DE LA MANIÈRE DONT LE TRAITEMENT HYDRIATRIQUE PEUT LES MODIFIER.

LIX. Il a existé depuis un temps immémorial un combat acharné entre les *humoristes* et les *solidistes*. Les premiers, expliquant toutes les maladies du corps humain par une altération des liquides, ne voient dans les lésions des solides que des effets de cette altération humorale. Les seconds, n'accordant leur attention qu'aux parties solides de notre organisation , n'attribuent aux solides qu'un rôle tout à fait passif. Le solidisme a été dans ces dernières années le système prédominant de nos écoles ; l'anatomie pathologique devait nous dévoiler les mystères de tous les états morbides, on sait si elle a tenu ses promesses. Les lésions des solides nous sont connues aujourd'hui dans les plus grands détails, les altérations des fibres les plus déliées ont été étudiées avec un soin tout particulier, on a groupé et additionné les changements morbides les plus insignifiants, on a pesé et mesuré les plus imperceptibles productions pathologiques, et tout cela sans un avantage bien marqué pour la branche la plus importante de la science, pour la thérapeutique. Cependant notre époque manifeste une tendance vers des idées plus justes. Les hommes du plus grand mérite consacrent leurs veilles et leurs talents à l'étude des liquides de l'économie, et s'efforcent de connaître leurs maladies et leur influence sur la production de divers états morbides. Espérons que cette tendance ne se changera point en une erreur opposée à celle dont nous venons de parler, et qu'on parviendra enfin à comprendre que toutes les parties de l'organisme vivant méritent de la part des pathologistes une égale sollicitude.

LX. Les travaux dont je viens de parler, tout récents encore, ne peuvent pas avoir des résultats aussi importants qu'il est permis d'en espérer pour l'avenir. Cependant nos connaissances relatives à la nature des liquides organiques sont bien plus étendues qu'elles ne l'étaient il y a peu de temps. C'est sur le sang surtout que s'est concentrée l'attention des observateurs; l'importance du rôle qu'il joue dans l'économie justifie suffisamment la préférence qu'on lui a accordée. Le sujet que j'ai à traiter, exigeant quelques explications concernant la composition et la vie du sang, je vais faire un résumé le plus succinct possible de l'état actuel de nos connaissances à cet égard. Pour être clair je serai forcé de répéter quelques détails connus de tout le monde, je tâcherai toutefois de ne dire que ce qui est absolument nécessaire à l'intelligence et à la justification des opinions qui se trouveront exposées dans le cours de ce Mémoire.

LXI. Depuis l'antiquité la plus reculée on a placé dans le sang le principe de la vie. A toutes les époques et dans tous les systèmes le sang joue un rôle important, et est considéré comme un des principaux agents des actes vitaux. Il est étonnant qu'avec des idées de ce genre on ait pas connu plutôt la structure intime et la vie propre de ce liquide. Ce n'est que dans ces dernières années, en effet, qu'on a fait des efforts pour élargir le cercle de nos connaissances physiologiques et pathologiques concernant le liquide sanguin, ou, pour être plus juste, ce n'est que dans ces dernières années que ces efforts ont été couronnés de quelques succès réels (*). Les recherches faites à ce sujet, des expériences aussi nombreuses que variées, donnent aujourd'hui des résultats importants, éclairant, non-seulement la manière d'être du sang à l'état normal, mais expliquant aussi un certain nombre de faits pathologiques dont l'intelligence était autrefois impossible.

LXIII. Lorsqu'on considère le sang quelque temps après l'avoir extrait de la veine d'un être vivant, on s'aperçoit que de liquide qu'il était au moment de sa sortie, il s'est solidifié en partie. Ce phénomène connu de tout le monde sous le nom de coagulation, offre de bien curieuses particularités, de l'observation desquelles on a depuis longtemps cherché à tirer partie dans la pratique. Le phénomène le plus constant de la coagulation, c'est-à-dire la solidification d'une partie du sang, l'autre partie restant liquide, a fait croire pendant longtemps que le sang n'était réellement composé que de deux *éléments*, que l'on désignait par le nom de *cruor* pour la partie solide, et par celui de *serum* pour la partie liquide. Le cruor était la partie la plus importante du sang, devant servir à la régénération de la fibre organique ; de là ces dénominations de *chair coulante* pour désigner le sang, et de *sang solide* pour désigner les chairs. Dans cette hypothèse, le serum

(*) La découverte des globules du sang date de loin, puisqu'elle remonte à *Malpighi* (1660), qui les considérait comme des particules graisseuses ; mais un grand nombre de physiologistes ont pendant longtemps nié leur existence.

n'était que le véhicule de la chair coulante, son rôle était tout à fait secondaire, son importance presque nulle. Les recherches ultérieures ont prouvé que le cruor est loin d'être un corps homogène, et que le caillot d'une saignée est composé d'une matière filamenteuse, incolore, liquide pendant la vie, se solidifiant aussitôt qu'elle n'est plus sous son influence, c'est-à-dire de fibrine ; et de particules solides, de forme, de grandeur et de coloration différentes, que l'on nomme globules.

LXIII. Le phénomène de la coagulation n'a pu être expliqué jusqu'à présent, on l'attribuait au repos du sang, à son contact avec l'air atmosphérique, ou bien à la température du milieu. Mais ni le mouvement factice qu'on lui imprimait, ni sa soustraction au contact de l'air, ni son séjour dans un milieu dont la température fût maintenue au degré de celle du corps vivant, ni enfin toutes ces circonstances réunies, n'ont pu empêcher le sang de se coaguler. On s'est donc résumé à dire que la coagulation était la cessation de la vie du sang ; cette assertion sans être positivement une explication du phénomène qui nous occupe, exprime cependant un fait positif et d'autant plus important qu'il nous conduit à établir des différences entre le sang vivant et celui qui ne l'est point. Nous admettons donc, comme conséquence de ce fait, que tous les phénomènes que nous révèle le sang coagulé ne sont que des phénomènes cadavériques de ce liquide, et que ce n'est pas dans du sang de cette nature qu'il convient de chercher les secrets de ses manifestations vitales. Les preuves à l'appui de cette différence entre le sang vivant et le sang mort sont très-nombreuses, car le signe même le plus important de la mort de l'individu est la coagulation du sang dans les vaisseaux, comme cela a été démontré par les expériences de M. Donné.

LXIV. Ainsi, le sang qui a cessé de vivre est composé d'une partie solide contenant la fibrine et les globules, et d'une partie liquide, le sérum. Pendant la vie les choses ne se comportent pas de la même manière. La fibrine, comme nous l'avons dit, est alors complètement liquéfiée, elle est mêlée au sérum et forme avec lui un liquide particulier auquel on donne le nom de *liqueur sanguine* ou de *plasma* (liquor sanguinis de Muller, Blutplasma de Schultz). « Le sang vivant est donc un liquide tenant en dissolution beaucoup de sels et de principes élémentaires, et, en outre, une substance spéciale, spontanément coagulable, azotée, la *fibrine*; et en suspension des particules de différente nature, d'une structure régulière, véritablement organisées, les *globules*. » (*Donné.*) Ou, en d'autres termes, le sang est composé d'un liquide, *plasma* (*), et des particules solides qui y sont en suspension, des *globules*.

LXV. Oublions pour le moment le plasma, pour nous arrêter sur les globules. Leur nombre est, comme on le sait infini, la plus petite goutelette de sang en contient une très-grande quantité (**). En les étudiant avec attention, on parvient à découvrir qu'il en existe de différentes espèces. On en trouve de grands, de petits, de rouges et de blancs, sans compter les différences qui s'observent dans la forme des globules de la même nature. D'après ces divers caractères, on les divise en *globules rouges*, *globules blancs* et *globulins*.

(*) Je me servirai du mot *plasma* de préférence à celui de *liqueur sanguine;* il a l'avantage d'être plus court, et d'exprimer mieux le rôle du liquide qu'il désigne.

(**) D'après M. *Dumas,* la proportion des globules dans le sang normal est comme 127 à 1000. Ce chiffre exprime le poids de globules et non point leur nombre.

LXVI. Les globules rouges sont de petits corpuscules circulaires, de 1/120e à 1/125e de millimètre. Déprimés dans le centre et renflés vers le contour, ils ressemblent, selon la comparaison de **M. Donné**, à de petites lentilles molles, dont on aurait déprimé le centre par une légère compression. C'est à ces globules que le sang doit sa couleur, car si on les en sépare par le procédé de filtrage inventé par **M. Muller**, le sang devient incolore ou à peine légèrement jaunâtre, et le caillot qui s'y forme est aussi complètement décoloré (*). Ces petits corps sont d'une flexibilité extrême, ils s'étirent, s'allongent, se plient en tous sens et reviennent ensuite à leur forme primitive. Arrêtés à l'éperon formé par deux vaisseaux qui se séparent sous un angle aigu, ils restent souvent à cheval, pour ainsi dire, sur cette saillie, pliés en deux, et flottants, jusqu'à ce que la force du courant les entraîne d'un côté ou de l'autre (Donné). La structure intime de ces globules a été étudiée avec beaucoup de soins. Tous les micrographes s'accordent à les considérer comme des vésicules membraneuses, renfermant dans leur intérieur un noyau central, formé d'une substance solide selon les uns, semi-liquide selon quelques autres. D'autres enfin prétendent que la vésicule membraneuse qui constitue l'enveloppe des globules est remplie d'un fluide élastique au milieu duquel se trouve un petit noyau solide. La présence d'un fluide élastique dans l'intérieur des globules, niée par quelques physiologistes, comme Davy, Stromeyer, Bergemann, Muller, Mitscherlich et autres, a été démontrée

---

(·) On peut du reste opérer cette séparation des globules et du plasma sans recourir au procédé de filtrage, en ajoutant un peu de sel au sang fraîchement extrait de la veine, dans la proportion d'une demi-once pour six onces de sang. Le sang reste alors fluide, les globules tombent au fond du vase, dont la partie supérieure est occupée par un liquide incolore, susceptible de se coaguler en partie, si on a le soin de l'étendre d'un peu d'eau pour neutraliser l'action du sel qu'on y avait ajouté.

par M. Schultz de la manière suivante : le sang coulant de l'artère d'un animal vivant (cheval), fut recueilli dans une grande bouteille en quantité suffisante pour la remplir aussi exactement que possible, le contenu débordant l'ouverture du contenant ; aussitôt la bouteille fermée hermétiquement pour qu'elle ne puisse pas contenir la moindre parcelle d'air, fut laissée pendant quelque temps dans un endroit frais. Le sang diminuant de volume sous l'influence de ce changement de température, laissa sous le bouchon un espace inoccupé. On chercha alors à savoir si cet espace, en apparence vide, contenait ou non de l'air, et on acquit la conviction que ce vide était occupé par de l'oxygène. On procéda ensuite de la même manière avec le sang veineux, le gaz recueilli fut alors de l'acide carbonique. Il a donc été démontré de cette manière que le sang contient de l'oxygène ou de l'acide carbonique, selon qu'il est artériel ou veineux. Ces gaz ne pouvant pas être le résultat d'une décomposition de la masse sanguine, puisque le phénomène de la décomposition n'avait pas encore lieu au moment où l'expérience a été terminée, on ne peut les attribuer qu'à leur dégagement de l'intérieur des globules, qui, pressés par la rétraction du liquide sanguin, ont dû laisser échapper une partie de leur contenu.

LXVII. Les globules blancs diffèrent beaucoup des précédents, d'abord, par leur couleur, comme leur nom l'indique, et puis par la forme, parce qu'au lieu d'être lenticulaires ils sont sphériques. Leur contour, au lieu d'être lisse et uni, est au contraire grenu et comme chagriné. Ils ont comme les globules rouges une vésicule d'enveloppe et un noyau, mais ce noyau est formé par trois ou quatre petites granulations. Ils sont plus gros que les rouges, leur volume étant de 1/100ᵉ de millimètre. Enfin, ce qu'on nomme globulins ne sont que de petites granulations blanches, arrondies, isolées ou agglomérées, du volume d'environ 1/300ᵉ de millimètre. Ce sont les particules du chyle, les premiers rudiments du sang.

LXVIII. Connaissant les parties constituantes du sang dont il vient d'être question, il nous sera facile de comprendre le développement de ce liquide, de distinguer les divers degrés par lesquels il est obligé de passer avant d'être un sang parfait, et de connaître enfin le mode de son renouvellement à l'aide d'un mouvement continuel d'assimilation des parties nouvelles et d'élimination de celles dont le rôle est accompli. Les globulins sont, comme je viens de le dire, les premiers rudiments du sang (*); apportés par les vaisseaux chylifères, qui versent dans le torrent de la circulation le produit de la digestion, ces particules se groupent ordinairement au nombre de

(*) J'exprime ici l'opinion professée par le plus grand nombre de micrographes. *Hewson* a fait à cet égard de nombreuses expériences (*Rubr. sang. part. descr.*). Ces expériences ont été depuis répétées assez souvent, et les différences dans les résultats ne portent que sur quelques points secondaires. Ainsi, d'après *Hewson*, dans les ganglions lymphatiques on trouve des globules qui ne sont que de simples granulations graisseuses, tandis que dans les vaisseaux qui ont traversé ces ganglions on découvre des granulations qui commencent déjà à s'envelopper d'une vésicule. Dans le thymus on voit des globules pareils à ceux des ganglions lymphatiques, et dans les vaissaux qui en partent des globules plus parfaits. Il semblerait donc, d'après cela, que les premiers rudiments des globules chyleux soient formés par les ganglions lymphatiques et le thymus, et que ces globules se perfectionnent dans les vaisseaux qui en dérivent; soit aux dépens de la tunique interne de ces vaisseaux, soit en vertu d'une force organisatrice qui leur serait particulière. Le même Auteur nous apprend aussi que la rate joue un rôle très-important dans le perfectionnement des globules, et que c'est en grande partie dans son parenchyme que s'opère la transmutation des globules chyleux en globules de sang. Cette assertion est confirmée par les recherches de M. *Schultz*, et M. *Donné* vient l'affermir aussi de son autorité, comme nous allons le voir tout à l'heure.

M. *Schultz* ayant fait aussi de nombreuses recherches sur le sang

trois ou quatre, et s'enveloppent d'une membrane qui paraît être formée par l'albumine ; parvenus à cet état, ils deviennent ce que nous avons désigné sous le nom de globules blancs. En traversant le poumon, ces globules se trouvent en contact avec l'oxygène de l'air atmosphérique qui pénètre leur enveloppe et s'unit avec une certaine partie de leur noyau central. Il résulte de cette combinaison : 1° le dégagement d'une certaine quantité d'acide carbonique qui est rejeté au dehors dans l'acte de l'expiration ; 2° la formation de la matière colorante qui pénètre les enveloppes membraneuses des globules ; 3° une diminution progressive du noyau central ; 4° enfin, la formation de quelques atomes de plasma qui sert à la composition de nos organes et qui est le véritable fluide organisateur, *allgemeine Bildungsflüssigkeit.*

dans les diverses classes animales, recherches consignées dans un Mémoire couronné par l'Académie des Sciences de Paris (*Das syst. der circulat. in seiner Entwickel. durch die Thierreihe und im Menschen*), modifie les opinions de *Hewson* de la manière suivante : d'après lui, le point de départ des globules chyleux est la graisse produite dans l'acte de la digestion ; cette graisse se rencontre déjà dans la pâte alimentaire de l'intestin grêle, seulement on l'y voit sous forme liquide et sans aucune apparence de particules. Absorbée en cet état par les radicules du système lymphatique, elle y acquiert de nouvelles qualités ; on y trouve des globules graisseux, solubles dans l'éther, et ressemblant en tout aux globules du jaune d'œuf qui servent à la formation du jeune poulet. Ces globules graisseux, lisses, transparents et ronds, subissent des transformations à mesure qu'ils cheminent dans les vaisseaux et qu'ils traversent les ganglions lymphatiques ; ils prennent de plus en plus l'apparence des noyaux des globules sanguins. De manière que dans les vaisseaux très-rapprochés de l'intestin grêle on ne trouve guère que des particules graisseuses, tandis que dans ceux qui en sont éloignés, on rencontre en plus grand nombre des globules granulés, inaltérables par l'éther et opaques. Dans le canal thoracique on trouve les deux espèces dont il vient d'être question, et de plus, des globules de sang déjà parfaits et avec un commencement de coloration rouge. Le canal thoracique verse donc dans le torrent de la circulation et des globules sanguins achevés,

LXIX. Cette opération se renouvelle chaque fois que les mêmes globules sont exposés au contact de l'air dans la respiration, de manière que leurs noyaux centraux, diminuant de plus en plus, finissent par disparaître complètement ; que la matière colorante et la formation du plasma augmentent dans les mêmes proportions. En sorte qu'il y a un rapport constant entre les éléments des globules, rapport déterminé par le degré de développement auquel ils sont arrivés. Ainsi les globules qui commencent leur existence sont d'abord de petites granulations, puis ils deviennent des globules blancs dont les noyaux centraux sont volumineux, puis ils rougissent peu à peu et leur contenu solide diminue de plus en plus ; enfin, en suivant toujours la même progression, ils finissent par perdre leurs noyaux et par devenir d'un rouge foncé presque noir.

et des globulins, c'est-à-dire, des noyaux ayant besoin de passer encore par quelques métamorphoses pour arriver au plus haut degré de leur développement. Ces globulins cheminent alors avec le sang, et subissent leur dernière transformation en traversant la rate.

Cette théorie vient de recevoir un très-haut degré de probabilité par les expériences de M. *Donné*. Ce savant, auquel la Micrographie doit de belles et intéressantes découvertes, a fait un grand nombre d'expériences dans le but de connaître l'origine et la formation des globules sanguins, en forçant, comme il le dit, la nature à produire sous nos yeux, dans un temps donné, des faits prononcés et palpables. Pour cela, il a injecté du lait dans les vaisseaux sanguins de différents animaux (reptiles, oiseaux, mammifères,). Le lait, comme on le sait, contient des globules formés par la matière butyreuse très-divisée, et possédant des caractères à l'aide desquels on les distingue sans difficulté des globules sanguins. Ces globules laiteux, parfaitement reconnaissables à leur aspect, se retrouvaient dans le sang de l'animal immédiatement après l'injection, quand même la saignée était faite dans une partie très-éloignée du point par lequel le lait a été introduit. Le mélange du sang et du lait était donc indubitable. Mais un second examen, fait quarante-huit heures après, montrait au contraire que les globules laiteux avaient entièrement disparu. Les recherches faites dans l'intervalle sur les différents produits excréteurs n'ont pas constaté leur élimination ; tandis que l'examen du

Dans cet état ils ne sont plus aptes à absorber de l'oxygène ni à former le plasma, ce sont des globules usés dont l'élimination devient une nécessité.

LXX. Cette élimination de vésicules usées se fait par le foie ; c'est dans le système de la veine-porte qu'elles se ramassent en grande quantité pour servir à la préparation d'un produit nouveau, la bile (*).

LXI. La combinaison de l'oxygène avec le noyau central des globules est un acte vital, et il ne peut avoir lieu que lorsque les globules possèdent une propriété qui constitue leur vitalité, la contractilité. Cette propriété est démontrée d'une manière qui ne laisse

sang fait aux différentes époques après l'injection a prouvé au contraire que ces globules, subissant diverses métamorphoses, avaient été convertis en globules du sang. (**V.** *Donné, Cours de microscopie complém. des étud. méd.*)

M. *Donné* a cherché ensuite à déterminer quel est le point de l'économie où se fait cette transformation, et s'il existe un organe particulièrement chargé de cette fonction. Ses expériences semblent prouver que c'est la rate qui est le laboratoire de cette transmutation. Toutefois l'auteur avance cette théorie avec toute la réserve d'un esprit sérieux, et s'efforce à tourner les recherches des micrographes vers ce point important.

(*) J'énonce ici une opinion physiologique sur laquelle on est loin d'être d'accord. Les fonctions du système veineux abdominal et celles de l'organe auquel ce système aboutit ont été de tous temps l'objet de fréquentes discussions. Les dispositions anatomiques toutes particulières que l'on rencontre dans le système de la veine-porte et dans le foie, ont frappé l'esprit de tous les bons observateurs, et on a toujours supposé : que la structure toute spéciale de ces organes devait être en rapport avec un rôle déterminé que l'on ignorait ; que l'indépendance dans laquelle se trouve placé le système veineux abdominal à l'égard du système veineux général ; que le volume du foie, si disproportionné à la quantité

point de doutes sur son existence. (*V. Schultz Ueber die Ver-jünjung des mensch. Lebens.*) Remarquable dans les jeunes globules, elle faiblit à mesure que ceux-ci vieillissent, et finit par se perdre complètement lorsque leur vie est épuisée. C'est du degré de force de cette propriété que dépend la différence dans l'action de certains réactifs sur les globules ; car, en petit comme en grand, dans les particules à peine perceptibles au microscope, comme dans les parties organisées les mieux développées, la vie oppose toujours une barrière à l'action des forces inorganiques, elle exerce toujours le même empire.

LXXII. C'est aussi de cette propriété vitale des globules sanguins, propriété qui d'après les principes de Bichat, mériterait le

du liquide sécrété par cette glande, et dépassant de beaucoup le volume de tous les organes sécréteurs ; que les qualités spéciales, enfin, du sang de la veine-porte (particularité niée par beaucoup de physiologistes et démontrée par les expériences de M. Schultz) ; que toutes ces circonstances, disons-nous, devaient avoir leur raison physiologique, qu'il s'agissait de découvrir.

Bichat, dans son Traité d'anatomie générale, fait sur tous ces points des remarques très-importantes. « Il y a dans l'abdomen, dit-il, un système à sang noir absolument indépendant du système veineux général, disposé exactement comme lui, avec la différence que son trajet est moindre et qu'il manque d'agent d'impulsion. Ce système, ordinairement désigné sous le nom de veine-porte, est constant chez la plupart des animaux. Il naît du système capillaire de tous les viscères abdominaux qui appartiennent à la digestion. *Cette origine est remarquable.* Tous les autres organes abdominaux et les parois abdominales elles-mêmes versent leur sang dans le système veineux général. Pourquoi les viscères digestifs sont-ils dans toute leur étendue exceptés des autres, sous le rapport de la destination de leur sang noir ? Il faudrait, pour répondre à cette question, connaître les usages du système qui nous occupe : or, nous ignorons ces usages. » En parlant du foie le même auteur exprime clairement ses doutes sur les fonctions de cet organe. Son usage, dit-il, d'être l'aboutissant du sang noir abdominal, lui donne évi-

npm de *contractilité organique insensible*, que dépendent la forme
des globules et leur résistance contre l'action dissolvante du fluide
dans lequel ils séjournent. Ces deux circonstances reçoivent en
effet des modifications aussitôt que la force vitale elle-même se
trouve modifiée ; les globules d'un sang mort sont loin d'être semblables à ceux qui appartiennent à un sang vivant. Les changements
qu'ils subissent en perdant la propriété qu'ils ont reçue en partage,
démontrent que cette propriété est l'apanage de la vitalité, sans
laquelle le rôle qu'ils sont destinés à remplir ne saurait être
accompli. Abandonnés à eux-mêmes, ils se flétrissent, leurs vésicules se plissent et prennent une forme irrégulière et chagrinée;
plus tard le serum commence peu à peu à pénétrer dans leur intérieur, on les voit se renfler, devenir sphériques et incolores, à cause

demment une importance à laquelle tous les autres organes sécrétoires
sont étrangers. Quelques auteurs, ajoute-t-il, en voyant que le volume
de ce viscère est énorme en comparaison du fluide qui s'en échappe, ont
soupçonné qu'il avait *un autre usage que la séparation de ce fluide*. Ce
soupçon, dit Bichat, me paraît presque une certitude.

On connaît l'opinion des anciens sur l'importance du système de la
veine-porte, qu'ils ont surnommée *vena portarum, porta malorum*. Mais
cette opinion ne reposait, il est vrai, sur aucun fait bien démontré, si ce
n'est la fréquence des maladies du foie et de ses dépendances Tout
cela n'éclaire en rien le mystère relatif aux fonctions du système veineux abdominal et du foie. Pour parvenir à la connaissance exacte de
ces fonctions, il fallait comparer les faits pathologiques bien observés,
et surtout bien compris, avec les recherches anatomiques concernant,
non-seulement les organes solides dont il est question, mais en outre
le liquide qui les pénètre ; il fallait s'enquérir si le sang du système
veineux abdominal ne porte pas avec lui le secret de sa destination, si
ses qualités en font un liquide aussi indépendant du sang noir en général, comme l'est le système qui le contient. Depuis fort longtemps on
a supposé qu'il devait en être ainsi, et les noms les plus célèbres
appuyaient cette supposition de leur autorité. Cependant les analyses
chimiques sont venues démentir ces théories en démontrant que le sang
de la veine-porte renfermait les mêmes éléments que le sang des autres

de la perte de leur matière colorante qui est dissoute ; enfin ils disparaissent complètement.

LXXIII. Tous ces phénomènes peuvent être expliqués par la perte graduelle de la contractilité des globules. Tant que celle-ci existe, les parois des vésicules se maintiennent dans l'état d'une distension convenable, et la matière colorante qui les pénètre se trouve à l'abri de l'action dissolvante du serum ; mais au fur et à mesure que la vie les abandonne, les globules devenus particules inorganiques s'altèrent et finissent par disparaître. La marche des phénomènes que je viens de décrire est la même, soit qu'on observe les globules exposés au contact de l'air extérieur, soit qu'on les étudie dans les vaisseaux d'un cadavre, et cette ressemblance dans les résultats ne peut dépendre que de l'analogie dans les causes ; dans les deux cas il y a perte de contractilité, dans les deux cas aussi les effets sont les mêmes.

LXXIV. Mais si on pouvait, à l'aide d'un moyen quelconque, prolonger l'existence de cette propriété au-delà du terme ordinaire, on devrait par cela même retarder les modifications qui se manifestent par suite de son absence. C'est ce qui arrive effectivement

parties du corps. Mais qui ne sait combien sont erronées souvent les assertions qui ne reposent que sur les résultats de ces analyses ? La chimie pourrait-elle nous apprendre les diverses altérations du sang qui consistent dans le changement de rapport entre la quantité de ses parties constituantes ? Ces altérations existent cependant, et quel est le médecin qui oserait nier leur importance depuis les intéressantes recherches de MM. Andral et Gavarret ? Ce n'est donc pas à la chimie qu'appartenait l'honneur de pouvoir élucider la question qui nous occupe, mais à la physiologie expérimentale. A mon avis, elle est presque résolue aujourd'hui. Je dis *presque*, parce que les recherches et les expériences qui ont été faites à ce sujet n'ont besoin que d'être multipliées pour acquérir une sanction complète. En effet, il est prouvé que le sang de la veine-porte diffère essentiellement du sang veineux et arté-

lorsqu'on fait agir sur les globules certains corps qui ont la propriété de crisper les parois de leurs enveloppes. C'est ainsi qu'agissent le sel ordinaire, le sulfate de soude et quelques autres substances, sous l'influence desquelles les globules conservent pendant très-longtemps leur forme normale, et manifestent même pendant plusieurs jours la faculté de rougir au contact de l'air. Mais pour que cela ait lieu, il faut opérer sur les globules qui possèdent un certain degré de vitalité, qui sont encore contractiles, sans cela ces substances ne produiraient aucun résultat. L'observation a démontré que cette différence existe non-seulement entre le sang d'un être vivant et celui d'un cadavre, mais qu'elle a lieu aussi à l'égard du sang de diverses parties du corps selon le degré de sa vitalité.

C'est pour cela, par exemple, que l'eau salée se comporte tout à fait autrement à l'égard des globules du sang, en général, qu'à l'égard de ceux qui appartiennent au sang de la veine-porte; la matière colorante de ces globules est dissoute par ce liquide, et les vésicules elles-mêmes subissent une altération rapide.

LXXV. C'est en vertu de ces substances salines, dont il vient

riel; les différences qu'il présente sont de nature à ne pas laisser douter que ce sang ne soit le résidu du fluide sanguin général, et qu'il ne porte en lui les premiers éléments de la bile. Il reçoit donc les parties usées du sang d'un côté, et il fournit d'un autre côté les principes nécessaires à la formation d'un produit nouveau. Et quoique d'après l'analogie ce soient les artères hépatiques qui devraient fournir le sang nécessaire à la sécrétion de la bile, il n'en est pas moins vrai que c'est la veine-porte seule qui remplit cet office, comme l'avait déjà prétendu Haller, et comme le prouvent les expériences sur lesquelles je m'appuie, et que l'on trouvera consignées dans le *Rusts Magazin* de 1835, et dans le *Système der circulat.* de M. Schultz, édition de 1836. (Voyez aussi un intéressant travail de M. Voisin, intitulé: *Nouvelle théorie des fonctions du foie.* Transactions médicales, t. XII. 1833.)

d'être question, que le serum du sang jouit des propriétés analogues à celle de l'eau salée. Les principes inorganiques contenus
dans le serum mettent en jeu la contractilité des globules, tant
que ceux-ci possèdent la faculté de la développer, leur présence
dans le sang est donc nécessaire et leur quantité ne saurait être
changée sans qu'il en résulte des modifications dans l'évolution
vitale des globules. Ces parties inorganiques subissent comme
toutes les parties de l'économie animale un renouvellement inces-
sant; introduites dans l'organisme vivant avec les aliments, ou
provenant de la décomposition de différents organes, elles sont
continuellement sous l'influence d'un mouvement d'élimination;
aussi les retrouve-t-on sans cesse dans les produits excrémentitiels
du corps, et particulièrement dans les urines et les sueurs. Nous
voyons de cette manière l'influence de l'exercice normal de ces
deux fonctions sur la vie du liquide sanguin. Nous verrons par
la suite que leurs dérangements provoquent très-fréquemment des
altérations dans ce liquide, et qu'ils constituent ainsi l'origine de
certaines affections.

LXXVI. Il existe donc, comme on le voit, un lien physiologique ininterrompu entre les diverses fonctions de l'organisme. Ce
lien est le sang avec l'apanage de la vitalité dont nous venons
de tracer l'histoire. Nous avons vu les deux pôles de la vie du
sang se concentrer dans les voies digestives : le système lymphatique et l'organe qui sécrète la bile; nous voyons entre ces deux
extrêmes les organes thoraciques, la peau et l'appareil urinaire,
chargés d'un rôle important. Cette communauté d'actions entre les
diverses organes de l'économie, explique un grand nombre de
sympathies morbides, et jette une clarté nouvelle sur la filiation
de certains phénomènes pathogéniques. La connaissance de cette
solidarité, si je puis dire ainsi, entre les divers appareils orga-

niques est très-importante dans la pratique, elle nous met sur la voie des indications thérapeutiques qu'il serait impossible d'établir sans son secours.

LXXVII. D'après ce que nous venons de dire relativement à la vitalité du liquide sanguin et au rôle que jouent certaines fonctions de l'économie dans l'entretien normal de ce liquide, on voit déjà que le sang peut être altéré toutes les fois qu'une de ces fonctions subira un dérangement quelconque. Or, ce dérangement peut arriver sans qu'il existe aucune lésion du côté de l'organe. Selon une loi générale établie par un célèbre pathologiste, chaque fonction exige trois conditions pour son parfait accomplissement. 1° l'organe qui en est chargé, ou le *support* ; 2° l'excitant, qui doit mettre en jeu l'activité de l'organe, ou le *stimulus* ; 3° le *rapport réciproque* entre le support et le stimulus. (Récamier) Changez une de ces trois conditions, vous n'aurez point de fonction ou une fonction imparfaite. Prenons pour exemple la vision : l'œil est organisé de manière à recevoir l'influence de la lumière, celle-ci est le stimulus qui provoque l'activité du nerf optique , mais pour que cette activité soit normale, il faut que la lumière soit suffisante et qu'elle ne soit pas trop intense. C'est-à-dire que, pour que la vision ait lieu, il faut un œil (le support), de la lumière (le stimulus), et un rapport réciproque entre ces deux éléments. Supposez l'œil dans un état de parfaite intégrité, et exposez-le à une lumière qui n'est pas en rapport avec sa capacité fonctionnelle, vous troublerez la vision, vous la rendrez imparfaite. Appliquez ces principes à toutes les autres fonctions de l'économie, la conclusion sera toujours la même, et vous verrez que les fonctions peuvent être troublées, que les maladies diverses peuvent être engendrées dans les différents points de l'organisme , sans altération préalable des appareils organiques.

LXXVIII. C'est ainsi que les éléments du sang peuvent subir des changements morbides, rien que sous l'influence du trouble dans les fonctions dont le libre exercice est indispensable à l'intégrité du liquide sanguin. Il est hors de doute, par exemple, que pour que le sang possède les qualités normales, il faut que la fonction qui l'engendre soit aussi parfaite que possible. On comprend sans peine que je veux parler du régime en général et de l'alimentation en particulier, qui non-seulement doit être suffisante, mais conforme sous le rapport de ses qualités aux besoins de notre organisation. Cette assertion est assez évidente pour se passer de preuves ; certes, tout le monde sait que sans une bonne alimentation, il n'y a pas de santé possible, et cependant une bonne hygiène alimentaire est encore une chose à faire. N'a-t-on pas voulu nous convaincre dernièrement que l'homme, pour bien se porter, doit se nourrir de gingembre, de poivre et de canelle ? Mais sans toucher à ces exagérations, ne voyons-nous pas tous les jours les idées les plus opposées à l'égard de la qualité nutritive de certains aliments ? Si maintenant nous passons au régime des malades, c'est là que la divergence apparaît avec le plus de force. Les préceptes diététiques formulés par les anciens, oubliés par les uns, exagérés par les autres, sont arrivés aujourd'hui à un degré de confusion fâcheuse. La diète par trop rigoureuse que l'on fait souvent observer dans les maladies aiguës est sans contredit une source très-féconde en affections chroniques ; si on ajoute à cela l'épuisement des malades par les évacuations sanguines démesurées, on comprendra sans peine pourquoi dans un grand nombre de cas, les maladies aiguës laissent après elles des traces profondes et durables. Ce qui arrive sous l'influence d'une mauvaise direction du régime dans les maladies, arrive également en état de santé, par le concours de diverses circonstances de la vie, et l'influence de ces circonstances est tellement évidente, que là où leur réunion est fréquente, les maladies portent un caractère spécial prédominant dans toutes les formes qu'elles peuvent d'ailleurs revêtir. C'est dans les grandes villes, par exemple, que le régime, dans toute l'étendue de ce mot, est le plus souvent vicié. Le défaut d'air et d'exercice, l'alimentation malsaine et insuffisante, alternant avec les excès de tout genre, impriment à la constitution de la population des grandes cités un caractère particulier qui se reflète dans toutes les maladies. Le sang, ne recevant pas alors les éléments nécessaires à sa composition, s'altère et donne à l'organisation un cachet de langueur et de faiblesse, dont les conséquences peuvent varier à l'infini, selon les organes ou les systèmes d'organes dans lesquels elles retentissent. Quelquefois, l'altération dont nous parlons commence dès les premiers jours de la vie, soit que les enfants l'apportent en naissant, comme un triste héritage de l'organisation des parents, soit qu'ils l'acquièrent sous l'influence d'une éducation physique mal dirigée. Dans tous les cas, ce défaut de vitalité dans le sang se traduit au dehors par la pâleur des tissus, par la langueur des fonctions et par la lenteur du développement organique. Nous n'avons d'ailleurs, pour nous en convaincre, qu'à jeter un coup-d'œil sur la population des grandes cités, sur celles des grandes fabriques, partout enfin où il y a agglomération d'un grand nombre d'individus, et où les premiers éléments de la vie font défaut.

LXXIX. Dans tous ces cas c'est le sang qui est primitivement affecté, sa structure n'est pas ce qu'elle devrait être, son énergie vitale est diminuée. Les recherches faites sur le sang de cette nature prouvent que les caractères physiques de ce liquide sont changés ; la partie aqueuse prédomine ordinairement aux dépens de la partie plastique ; le serum lui-même est modifié dans sa constitution, les sels qui s'y trouvent en dissolution sont en moins grande quantité ; le sang qui coule de la veine est pâle et beaucoup plus fluide qu'à l'état normal. Cet état du sang est désigné dans le langage vulgaire sous le nom de *sang pauvre*, expression tiès juste, car il lui manque la plus grande des richesses, la force et la vie. Altéré de cette manière, le sang ne fournit pas aux organes le principe réparateur en quantité suffisante ni en qualité voulue, et peut produire, selon une foule de causes déterminantes et selon les prédispositions individuelles, des maladies très-variées quant à leur forme et leurs symptômes, mais ayant entre elles , quant à leur nature, des rapports très-intimes. Dans tous les cas, en effet, le principe pathogénique est le même, le fluide organisateur de l'économie est altéré, il ne remplit son rôle que d'une manière imparfaite. Le défaut d'excitation générale qui en résulte retentit dans les diverses fonctions de l'économie. Chez les uns, le poumon s'épuise en efforts inutiles pour conduire aux globules sanguins l'élément indispensable à leur perfectionnement; mais l'aptitude de ces particules pour recevoir l'oxygène étant changée, elles n'en absorbent qu'une quantité insuffisante, malgré la fréquente répétition des mouvements respiratoires, par lesquels la nature cherche à réparer le mal dont elle a conscience. La combinaison vitale des éléments atmosphériques avec le fluide sanguin est altérée, ce fluide ne reçoit pas les principes nécessaires à son développement et retient plus qu'il ne faudrait ceux qu'il devrait rejeter. La production de l'acide carbonique doit subir alors des changements remarquables. Les recherches ayant pour but de constater les quantités de ce gaz produites dans l'acte de l'expiration, ne sont pas encore assez nombreuses (*) pour pouvoir déterminer les modifications dont il est question d'une manière positive. On peut cependant dire *à priori* que la quantité de ce gaz

(*) Voy. *Recherches sur la quant. d'acide carb. exhalé par le poumon dans l'espèce humaine;* par MM. Andral et Gavarret. (*Annales de Chimie et de Physique,* 3ᵉ série, t. viii.)

sera au-dessous du chiffre normal, dans les cas qui nous occupent. Ce trouble dans la respiration produira des changements inévitables dans la calorification générale et dans les autres fonctions de l'économie. Chez les autres, c'est le système de la circulation qui subit l'atteinte principale. Les parois vasculaires ne recevant pas d'excitation suffisante, la progression des liquides se trouve ralentie. Le cœur distendu par le sang ne s'en débarrasse qu'incomplètement et acquiert ainsi une dilatation anormale dont les suites sont si fâcheuses. Ailleurs, c'est la circulation capillaire qui est altérée, de là ces engorgements si fréquents dont la nature asthénique est révélée par l'efficacité du traitement excitant ; engorgements dont le siége est presque toujours déterminé par le concours de certaines circonstances, et surtout les prédispositions dépendant de l'âge et du sexe des malades. Dans l'enfance, ce sont principalement les glandes mésentériques, plus tard les glandes lymphatiques et le système osseux ; à l'âge de la puberté, ce sont surtout les organes de la génération qui subissent le travail morbide. De là le carreau, les écrouellés, la carrie des os, la difficulté de la menstruation, etc., que l'on observe si souvent chez les individus dont la constitution porte le cachet de débilité et de faiblesse particulier à l'altération du sang qui nous occupe.

LXXX. Je ne veux point dire que toutes ces maladies soient une et même affection, mais j'affirme qu'elles ont un lien commun, qu'elles ont le même point de départ, le même principe pathogénique, et que ce principe doit être recherché dans l'altération du liquide sanguin. Ce liquide est dans tous ces cas incapable de remplir les fonctions dont il est chargé. Les globules se trouvent alors dans un état d'inertie, par suite de laquelle leur évolution vitale est singulièrement ralentie, ils circulent avec le sang sans contribuer à la formation de sa partie plastique dans des proportions normales ; aussi leur nombre s'accroît ordinairement tandis que la quantité de la fibrine est diminuée. C'est là qu'il faut, ce me semble, rechercher la raison de cette loi générale en vertu de laquelle il existe toujours un rapport inverse entre la quantité de ces deux éléments ; loi établie par les expériences de MM. *Andral* et *Gavarret* (*), et confirmée tout récemment par celles de MM. *Becquerel* et *Rodier* (**).

LXXXI. Sous l'influence des causes opposées à celles qui viennent de nous occuper, le sang aura acquis des qualités différentes, mais son altération produira également des désordres fonctionnels et organiques. Supposons, en effet, que tous les agents extérieurs agissent de manière à augmenter la vitalité du sang: alimentation copieuse et excitante, défaut d'exercice, abus de liqueurs alcooliques, etc. Les caractères physiques du sang qui a subi l'influence de ces causes diffèrent essentiellement de ceux que l'on observe dans l'état que nous venons d'étudier. On le voit couler avec difficulté par l'ouverture de la veine, sa coloration est foncée, sa coagulation est rapide, le caillot est ferme et volumineux. C'est qu'ici la partie plastique abonde, les globules sont contractiles au delà des limites normales, leurs noyaux centraux se changent en plasma avec une rapidité extrême, aussi leur nombre diminue dans les mêmes proportions que la quantité de la fibrine s'accroît (*Andral et Gavarret*, l. c.) Mais cette exagération de la contractilité des vésicules fait résister celles qui sont destinées à être éliminées à l'action dissolvante du plasma ; elles se ramassent en quantité démesurée dans le système de la veine-porte, la sécrétion de la bile en souffre, les dérangements dans les voies digestives survien-

(*) Mémoire communiqué à l'Acad. des Sciences. Juillet 1840.

(**) Académie des Sciences. Novembre 1844.

nent, la masse sanguine acquiert des qualités bilieuses qui s'expriment au dehors par la coloration brunâtre de la peau. La réplétion du système de la veine-porte produit les divers états morbides désignés depuis fort longtemps sous le nom de *pléthore abdominale*; de là les hémorrhoïdes avec leurs conséquences, les engorgements actifs des organes du bassin, et notamment ceux de l'utérus chez la femme, de la vessie et de la prostate chez l'homme. Ailleurs, les qualités excitantes du liquide sanguin agissent sur les organes respiratoires, qui, par un mécanisme différent de celui que nous avons exposé, se trouvent cependant affectés fréquemment. Ailleurs encore, c'est le système nerveux et principalement le centre de l'innervation qui reçoit l'influence excitante du sang; de là les troubles de diverse nature et particulièrement ceux que l'on distingue sous le nom d'affections hypocondriaques. Dans tous les cas il y a, comme dans le groupe que nous venons d'établir tout à l'heure, un cachet commun, une espèce d'air de famille qui n'échappe point à une observation attentive.

LXXXII. Mais si au lieu de supposer l'influence des circonstances que nous avons indiquées, nous nous adressons à d'autres fonctions de l'économie; si au lieu de prendre les écarts dans l'alimentation pour point de départ, nous supposons, par exemple, de mauvaises conditions hygiéniques du côté des voies respiratoires, ou du côté de la sécrétion biliaire, nous arriverons, par des développements pareils aux précédents, à des résultats analogues; c'est-à-dire, que nous démontrerons de la même façon la possibilité de l'altération du fluide sanguin, et son influence sur la production des divers états morbides.

LXXXIII. Il n'en sera pas autrement si nous arrêtons un instant notre attention sur les troubles dans les sécrétions et par-

ticulièrement dans celle qui se fait à l'aide de la peau. Les éléments destinés à être rejetés au dehors sous forme de transpiration
insensible ou sous celle de la sueur, ne peuvent pas, avons-nous dit,
être retenus dans la masse sanguine sans qu'il en résulte une modi-
fication dans la composition de ce liquide. La sueur contient une
grande quantité de sels, ces sels retenus au delà de la proportion
normale dans le plasma du sang excitent, selon les principes pré-
cédemment exposés, la contractilité des enveloppes des globules ;
cette excitation retarde leur dissolution et par conséquent leur
élimination. Le défaut de cette élimination produit à son tour une
réplétion du système veineux abdominal et les accidents qui en
résultent. Quelquefois l'action de cette cause est si rapide, qu'une
suppression subite de la transpiration occasionne des désordres
immédiats ; d'autres fois, au contraire, elle n'agit que lentement,
ses effets sont graduels, mais en revanche plus profonds et plus
graves. Ils se manifestent tantôt du côté de la peau elle-même,
tantôt dans le système musculaire ou dans les membranes séreuses,
tantôt enfin dans le foie, dont la fonction se trouve si étroitement
liée à l'état du sang en général et à celui de la veine-porte en
particulier. Aussi trouve-t-on entre ces diverses maladies de très-
fréquentes relations ; elles s'engendrent les unes les autres, se
combinent, se compliquent de diverses manières. Qui ne sait, par
exemple, qu'il existe une coïncidence remarquable entre les affections cutanées et celles du foie, entre le rhumatisme, la goutte et les
maladies hépatiques. Ces relations entre ces divers états pathologiques ont été signalées par tous les bons observateurs. *Portal*, dans
son Traité des maladies du foie (*), a consacré des chapitres spéciaux
où il s'occupe de l'état de cet organe dans les affections arthriti-
ques, rhumatismales et dans les maladies éruptives. Il a rassemblé

______

(*) *Observ. sur la nature et le trait. des malad. du foie.*

un grand nombre d'observations qui présentent beaucoup d'intérêt. Nous pourrions nous en servir ici pour appuyer notre assertion ; mais pour ne pas agrandir inutilement l'étendue de ce Mémoire, nous aimons mieux renvoyer nos lecteurs à l'ouvrage que nous venons de citer. On y trouvera des détails très-curieux; ou verra les acci-dents, dépendant de l'affection du foie, s'aggraver à mesure que les transpirations sont diminuées; on les verra diminuer sous l'influence des évacuants en général et des sudorifiques en particulier; on verra, presque dans tous les cas où l'autopsie a pu être pratiquée, le foie gorgé de sang noir et visqueux. En feuilletant ces observations, je vois presque à chaque page : « le foie gorgé d'une humeur sangui-nolente, la vésicule du fiel contenant une bile noirâtre et épaisse. » Cette altération diffère beaucoup de l'état du foie chez les individus qui succombent à la suite des affections dont la nature est diamé-tralement opposée à celles qui nous occupent dans ce moment. Le parenchyme de cet organe est alors pâle, la bile elle-même est déco-lorée et d'une liquidité remarquable (*).

LXXXIV. En suivant ainsi la filiation des phénomènes morbides, nous démontrerions d'une manière incontestable que, dans un très-grand nombre de cas, le principe pathogénique des affections chro-niques doit être placé dans l'altération du sang. Que cette altération arrive sous l'influence des agents morbifiques que nous avons énu-mérés, ou qu'elle soit produite par le concours d'autres circons-tances, le fait resté le même, la nature de l'affection ne change point. L'étiologie des maladies chroniques est loin d'être connue; celle des états morbides aigus laisse encore beaucoup à désirer; quant à la première, elle est à peine ébauchée. Les causes les plus

(*) Lieutaud, Mém. de l'Acad. des Sciences, observ. où il est ques-tion de l'état du foie chez les enfants morts à la suite d'écrouelles.

palpables, celles dont l'existence et l'influence ne peuvent être niées par personne, sont les maladies aiguës mal guéries ou mal traitées. N'est-il pas évident que ces maladies propagent leur influence sur la production des affections chroniques, en viciant les qualités du fluide organisateur de l'économie. Comment pourrait-il en être autrement en effet ; comment ce fluide pourrait-il rester intact, lorsque les fonctions dont l'accomplissement est indispensable à son intégrité se trouvent pendant plus ou moins longtemps perverties ou totalement supprimées ? Certes, ce serait tomber dans une blâmable exagération, que de vouloir réduire toutes les affections chroniques à un même principe producteur ; telle n'est point ma pensée. Je reconnais l'extrême importance du système nerveux, et je suis loin de vouloir le priver du triste honneur d'être assez souvent l'agent principal des désordres morbides. Je n'oublie pas non plus que ces deux principes pathogéniques se trouvent quelquefois réunis et combinés d'une manière inextricable. Mais je pense cependant que l'altération du sang joue dans la majorité des cas le rôle le plus important. J'en appelle ici à ceux qui ont eu occasion de voir un certain nombre de maladies chroniques, à ceux qui ont bien observé les diverses phases par lesquelles avait passé l'organisme, avant de manifester les symptômes accusant ses souffrances, et à ceux surtout qui ont scrupuleusement étudié les effets des divers traitements qu'ont subis leurs malades. Pour mon compte personnel, je ne balance nullement à soutenir l'opinion que je viens d'émettre, ce que j'ai vu et ce que je vois journellement me confirme de plus en plus dans cette manière de voir, et les résultats mêmes que l'on obtient sous l'influence d'une application raisonnée de la méthode hydriatrique ne font que corroborer cette assertion.

LXXXV. Tous les médecins qui ont étudié sérieusement et

avec bonne foi les effets de cette méthode, s'accordent à dire qu'elle
produit des résultats remarquables dans les anciennes affections du
tube digestif et de ses dépendances, dans les innombrables variétés
du rhumatisme et de la goutte, dans les diverses formes des scro-
fules et de l'infection siphilitique, dans certains dérangements qui
surviennent du côté des organes génitaux de la femme, dans quelques dermopathies et dans certains cas de névroses. Mes observations
ne font que confirmer cette assertion, et c'est d'après elles que je
range les affections dont il s'agit dans l'ordre qu'elles occupent
ici selon le degré de curabilité. J'ajouterai cependant que les troubles nerveux résistent souvent avec opiniâtreté, à moins qu'ils ne
soient secondaires à une affection d'une autre nature. Frappé de la
constance dans les résultats que j'indique, j'ai cherché à me rendre
compte de la manière dont ils sont produits, je crois l'avoir com-
prise en grande partie au moins, et je viens de soumettre au jugement de mes confrères les principes qui me guident dans ma
pratique. La théorie que je viens d'exposer exerce en effet une
grande influence sur les indications thérapeutiques. Ces indications changent selon la nature des états morbides qui viennent
de m'occuper. Sans parler ici de diverses indications secondaires
qui dépendent du siége de la maladie, de son degré de gravité, et
de son étendue, ainsi que de différentes circonstances individuelles,
il en existe deux principales qu'il ne faut pas perdre de vue. Ces
deux indications distinguent le traitement en externe et en interne ;
c'est parce qu'on ne les établit pas toujours d'une manière positive que l'on commet de grossières erreurs. Dans le plus grand
nombre d'établissements on inonde les malades de grandes quantités d'eau sans se douter que l'on agit souvent dans le sens des
affections dont ils sont atteints. Il est curieux de voir à ce propos
comme le hasard semble quelquefois indiquer la bonne voie aux
gens qui n'agissent que sous son influence. Quelques années ap

la fondation de l'établissement de Graefenberg, son fondateur se vit entouré de rivaux ; l'un d'eux s'imagina de faire tout le contraire de ce que l'on faisait chez Priesnitz ; au lieu de soumettre ses malades à la question humide il les privait de toute boisson et ne les nourrissait que de viandes rôties, de pain et de vin en petite quantité, et, *chose extraordinaire, il réussissait quelquefois ;* il réussissait dans les maladies mêmes qui avaient résisté au traitement de Graefenberg. Les narrateurs ajoutent que ce sont surtout les individus atteints d'affections scrofuleuses et chlorotiques qui se trouvaient bien de cette méthode. Malgré tout le ridicule de cette petite rivalité entre les deux systèmes opposés, on peut sans contredit y trouver quelques enseignements utiles. On y voit d'ailleurs la confirmation de ce que je viens de dire, tout à l'heure, relativement à la différence qui existe entre les deux groupes des états morbides que j'ai distingués, et relativement aux modifications thérapeutiques qui en sont la conséquence.

LXXXVI. J'ai insisté dans ce Mémoire sur le développement de certains principes pathogéniques, et je pense que leur importance ne peut être contestée par personne. La pathogénie est à la thérapeutique ce que la physiologie et l'anatomie sont à l'étude de l'homme malade. C'est elle qui nous apprend la marche, la parenté et la succession de divers phénomènes morbides, c'est par elle que nous sommes mis sur nos gardes sur ce qui doit arriver, et c'est en bien comprenant ses lois que nous cherchons à nous placer entre le malade et la maladie pour empêcher celle-ci de propager ses ravages. C'est en disséquant, pour ainsi dire, les divers états morbides, que nous arrivons à la connaissance de leur nature, et que nous pouvons apprécier la valeur réelle des éléments qui les composent. Sans cette connaissance, nous ne pouvons avoir en pathologie que des notions confuses, sans

elle, nos déterminations thérapeutiques sont vagues et incertaines.
Il est presque impossible de réparer un mal quand on ne connaît
pas exactement la manière dont il s'est produit, comme il est
difficile d'imprimer à l'organisation malade les mouvements ca-
pables de rétablir l'harmonie entre les divers actes de la vie,
quand on ignore la source d'où découlent les phénomènes morbides. Cette marche vers le rétablissement de l'équilibre des fonctions organiques mériterait de constituer une branche spéciale de la
science. J'en ai déjà dit un mot dans la première partie de ce Mémoire, j'y reviens encore, car je suis convaincu que l'*hygiogénie*,
ou la science qui nous enseignerait la manière dont on revient à la
santé serait une mine féconde en résultats pratiques. Ce n'est pas
que les connaissances qui s'y rapportent nous manquent complètement, nous les possédons en grande partie, mais elles sont éparses
et mériteraient d'être réunies pour former un des rameaux de la
pathologie; rameau qui aurait son pendant dans la *thanatologie*
de Lobstein, cette autre science presque complètement négligée,
et sur laquelle un de nos écrivains distingués de la Presse médicale
vient d'appeler l'attention publique.

LXXXVII. Dans l'état actuel de nos connaissances, nous de-
vons puiser les éléments hygiogéniques dans les principes pathogéniques eux-mêmes. Faire suivre à l'organisation la voie opposée à
celle qu'elle a prise pour devenir malade, c'est sans contre dit la première des indications thérapeutiques. Rétablir les fonctions déran-
gées, les mettre dans les conditions favorables à leur accomplissement, imprimer à l'acte du renouvellement organique un nouvel
essor, c'est faire, ce me semble, ce qu'il y a de plus essentiel dans
le traitement des maladies. Fidèle à ces principes, la méthode
hydriatrique réunit les éléments les plus indispensables à leur exé-
cution. Si on se rappelle ce que j'ai dit sur l'action des procédés

qui la composent, sur l'influence que l'eau administrée à l'intérieur exerce sur le liquide sanguin ; si on n'a pas perdu de vue les effets locaux et généraux qui se manifestent à la suite de l'application des différents moyens externes; si on se souvient de ce que j'ai rapporté relativement à l'énergie qui se développe du côté de l'appareil digestif et relativement à l'activité des fonctions cutanées ; si on considère la rapidité avec laquelle s'accroissent, dans le cours d'un traitement hydriatrique, les diverses excrétions, si on compare, enfin, tout cela avec les considérations relatives à la pathogénie de certaines affections chroniques, on comprendra sans peine que l'hydrothérapie est, non-seulement une méthode rationnelle et conforme aux lois de la physiologie, mais qu'elle est destinée à prendre un rang important dans l'art de guérir. Fort de cette conviction, que j'ai acquise en observant un grand nombre de malades et en leur appliquant moi-même le traitement hydriatrique, je déclare qu'on serait, je ne dirai pas injuste, mais coupable, si on persistait à rejeter cette méthode thérapeutique, comme on l'a fait dans le commencement. Je l'ai déjà dit, et je le répète encore, je n'ai pas la prétention d'élever l'eau froide au rang du remède universel, j'ai horreur de l'exagération et la regarde comme un crime lorsqu'il s'agit d'intérêts aussi sacrés que ceux de la santé de nos semblables. Je laisse aux plus habiles l'étalage pompeux des miracles hydriatriques ; pour mon compte je n'en connais point. Tout ce que j'ai vu, ma raison a pu le comprendre, et tout ce que j'annonce je l'ai vu ; et loin de dépasser la réalité, je suis sans doute resté au-dessous d'elle.

LXXXVIII. Qu'y a-t-il d'ailleurs d'extraordinaire, qu'une méthode qui a pour but de régulariser toutes les fonctions de l'économie, de régler le régime des malades, d'exercer leurs forces physiques, d'augmenter le mouvement d'assimilation ainsi que celui de décomposition, d'opérer enfin un véritable renouvellement

de l'individu, qu'y a-t-il d'étonnant, dis-je, qu'une telle méthode
produise de bons résultats dans les affections où il s'agit réellement
d'opérer une espèce de régénération organique. Certes, dans
quelques cas tous ces moyens ne suffiront point, et l'organisation malade exigera des modificateurs plus puissants que ceux
qui entrent dans le cadre hydriatrique ; mais dans ces cas mêmes,
l'hydrothérapie est un précieux auxiliaire de l'action des médica-
ments ; les substances médicamenteuses s'adressant à une organisation régénérée, produisent des effets bien plus prompts, plus énergiques et plus durables. J'ai eu l'occasion de m'en convaincre dans
les maladies où des indications particulières m'avaient engagé à
employer simultanément avec l'hydrothérapie quelques autres
moyens thérapeutiques ; cette réunion, loin d'avoir les inconvénients
que lui ont attribués certains enthousiastes, offre, au contraire, de
très-grands avantages.

LXXXIX. Lorsqu'on examine les succès obtenus par les traitements hydriatriques et qu'on étudie d'un autre côté la manière dont
ces traitements ont été le plus souvent dirigés, on est forcé de recon-
naître la puissance d'une méthode qui, malgré les erreurs de ceux
qui l'appliquent, a produit cependant des résultats incontestables;
et on est en droit d'espérer que maniée avec prudence et habileté cette branche de la thérapeutique est appelée à augmenter
les ressources de l'art et à jeter une clarté nouvelle sur certains
points de la science. Mais, pour qu'il en soit ainsi, pour que
l'hydrothérapie tourne au profit de l'humanité et de la science,
il faudrait que les médecins s'en occupassent sérieusement ; car,
quels que soient les avantages qu'on en a retirés jusqu'à présent, il
est impossible de méconnaître que le cercle de ses applications
doit encore s'agrandir, comme il n'est pas permis de nier qu'elle
présente de grands dangers entre les mains des ignorants qui ne

l'adoptent que dans le but d'une spéculation industrielle. Le passé de l'hydrothérapie comparé à son présent, me fait bien augurer de son avenir, mais il faudra naturellement qu'elle se dépouille d'une partie de ses merveilles, et qu'elle prenne cet air de modestie et de vérité qui est le cachet du mérite. Elle compte déjà, parmi ceux qui lui rendent justice un grand nombre d'hommes dont la science s'honore et qui ont le bon esprit d'adopter le bien sans s'enquérir de sa forme ni de son origine, en se rappelant qu'en thérapeutique, *quò medicamenta simpliciora, quò inventu faciliora ; eò sunt maximè seligenda.*

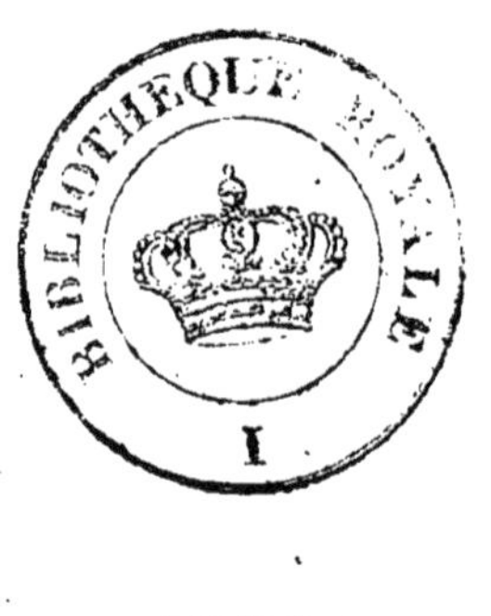

ERRATA.

—

Page 11, *lig.* 19, *au lieu de :* elle ruisselait comme de l'eau, *lisez :* d'autres fois elle ruisselait comme de l'eau.

— 15, — 1, *au lieu de :* on voit, *lisez :* on sait.

— 23, — 26, *au lieu de :* ou légèrement tordu, *lisez :* et légèrement tordu.

— 29, — 6, *au lieu de :* j'employais huit heures, *lisez :* j'employais quatre heures.

— 40, — 3, *au lieu de :* embrouillés, *lisez :* embrouillée.

— 45, — 12, *au lieu de :* LXIII, *lisez :* LXII.